107 Recetas Poderosas de Comidas y Jugos Para El Cáncer de Mama:

Combata El Cáncer de Mama Usando Comidas Naturales Ricas en Vitaminas

Por

Joe Correa CSN

DERECHOS DE AUTOR

RECONOCIMIENTOS

Este libro está dedicado a mis amigos y familiares que han tenido una leve o grave enfermedad, para que puedan encontrar una solución y hacer los cambios necesarios en su vida.

107 Recetas Poderosas de Comidas y Jugos Para El Cáncer de Mama:

Combata El Cáncer de Mama Usando Comidas Naturales Ricas en Vitaminas

Por

Joe Correa CSN

CONTENIDOS

ACERCA DEL AUTOR

Luego de años de investigación, honestamente creo en los efectos positivos que una nutrición apropiada puede tener en el cuerpo y la mente. Mi conocimiento y experiencia me han ayudado a vivir más saludablemente a lo largo de los años y los cuales he compartido con familia y amigos. Cuanto más sepa acerca de comer y beber saludable, más pronto querrá cambiar su vida y sus hábitos alimenticios.

La nutrición es una parte clave en el proceso de estar saludable y vivir más, así que empiece ahora. El primer paso es el más importante y el más significativo.

INTRODUCCIÓN

107 Recetas Poderosas de Comidas y Jugos Para El Cáncer de Mama: Combata El Cáncer de Mama Usando Comidas Naturales Ricas en Vitaminas

Por Joe Correa CSN

El cáncer de mama es el cáncer invasivo más común en las mujeres. Casi 20% de las muertes por cáncer en el mundo, incluyendo hombres y mujeres, son de este tipo de cáncer. Estos porcentajes son mayores en los países desarrollados, principalmente por el estilo de vida y hábitos alimenticios diferentes.

En dichas condiciones, es imperativo tener un plan de nutrición e incorporar ingredientes saludables junto con técnicas apropiadas de cocción, lo que ha sido reconocido como la forma más eficiente y efectiva para mujeres y hombres para alcanzar una salud óptima y fortalecer sus sistemas inmunes.

Este libro ha sido escrito específicamente para mujeres, y le enseñará qué comprar y cómo cocinar alimentos sorprendentemente saludables para la familia entera. Preparar estas recetas le dará a su cuerpo los nutrientes necesarios para funcionar apropiadamente y defenderse de substancias dañinas a las que está expuesto cada día. El metabolismo es un conjunto de reacciones químicas que tienen lugar dentro de las células de los organismos vivos. Estas reacciones determinan si las células viven o mueren, se reproducen o regenera, crecen o reparan. Como todos estamos hechos de células, una nutrición apropiada es crucial para su función biológica.

En este libro, encontrará recetas de comidas y jugos sorprendentemente deliciosas que están basadas en ingredientes muy saludables que han sido probados en impulsar el sistema inmune, y combatir varios tipos de cáncer, incluyendo el de mama.

¡Viva una vida saludable con estos jugos y comidas para prevenir el cáncer de mama!

107 RECETAS PODEROSAS DE COMIDAS Y JUGOS PARA EL CÁNCER DE MAMA: COMBATA EL CÁNCER DE MAMA USANDO COMIDAS NATURALES RICAS EN VITAMINAS

COMIDAS

1.   Sopa de Tomate Clásica

Ingredientes:

2 libras de tomates, en cubos

1 taza de leche descremada

4 tazas de caldo de pollo

3 dientes de ajo, picados

2 cucharadas de albahaca fresca, picada

1 cucharadita de orégano seco, molido

1 cucharadita de sal

¼ cucharadita de pimienta negra, molida

1 cucharada de aceite de oliva

Preparación:

Precalentar el aceite en una olla grande a fuego medio/alto. Añadir las cebollas y ajo y freír por 3-4 minutos.

Agregar la albahaca y orégano, y cocinar por 1 minuto. Reducir el fuego al mínimo y añadir los tomates. Verter el caldo de pollo y hervir. Rociar con sal y pimienta, y cocinar por 13-15 minutos. Remover del fuego y dejar reposar.

Transferir a una procesadora y pulsar hasta que esté suave y cremoso. Retornar a la olla y agregar la leche. Recalentar y servir caliente.

Puede añadir ají picante. Decorar con albahaca fresca o perejil.

Información nutricional por porción: Kcal: 137, Proteínas: 9.1g, Carbohidratos: 13.8g, Grasas: 5.4g

2.   Pollo en Papel de Aluminio

Ingredientes:

1 libra de pechugas de pollo, sin piel ni hueso, en trozos pequeños

¼ taza de Champiñones Shiitake, en trozos

¼ taza de champiñones ostra, secos

1 taza de calabaza, en trozos

1 tallo de apio pequeño, en trozos

2 dientes de ajo, picados

½ cucharadita de jengibre, molido

½ cucharadita de sal

¼ cucharadita de mejorana, picada

¼ taza de vino blanco

2 cucharadas de aceite de oliva

Preparación:

Precalentar el horno a 420°.

Pelar la calabaza y cortar un gajo grande. Cortar en trozos pequeños y remover las semillas. Reservar el resto en la nevera.

Remojar los champiñones ostra en agua por 5 minutos. Colar bien y dejar a un lado.

Lavar las pechugas de pollo bajo agua fría y trozarlas.

Combinar todos los ingredientes en un tazón grande. Revolver.

Usar un pedazo grande de papel aluminio y doblar los lados por la mitad, para formar una bolsa. Poner los ingredientes adentro. Juntar las puntas para que no se salga el contenido.

Poner la bolsa en una fuente de hornear grande y llevar al horno por 25-30 minutos. Remover del fuego y dejar reposar.

Abrir la bolsa y transferir a un plato. Servir.

Información nutricional por porción: Kcal: 353, Proteínas: 36.7g, Carbohidratos: 13.1g, Grasas: 15.6g

3.   Batido de Kiwi y Pera

Ingredientes:

2 kiwis grandes, sin piel

1 pera grande, en trozos

1 taza de arándanos, en trozos

1 taza de Yogurt griego

1 cucharada de miel, cruda

1 cucharada de semillas de chía

Preparación:

Pelar los kiwis y cortarlos por la mitad longitudinalmente. Dejar a un lado.

Lavar la pera y cortarla por la mitad. Remover el centro y trozar. Dejar a un lado.

Usando un colador, lavar los arándanos bajo agua fría. Colar y dejar a un lado.

Combinar los kiwis, pera, arándanos, yogurt, miel y semillas de chía en una procesadora. Pulsar y transferir a vasos. Cubrir con semillas de chía. Refrigerar por 15 minutos antes de servir.

Información nutricional por porción: Kcal: 314, Proteínas: 14.9g, Carbohidratos: 50.2g, Grasas: 7.6g

4.   Gachas de Pollo y Calabacín

Ingredientes:

1 libra de filetes de pollo, en trozos pequeños

1 calabacín pequeño, sin piel y en trozos

1 taza de brócoli fresco, en trozos

2 cucharadas de aceite de oliva

½ cucharadita de sal

Preparación:

Lavar el brócoli y trozarlo. Dejar a un lado.

Pelar el calabacín y cortarlo en trozos pequeños. Dejar a un lado.

Lavar la carne bajo agua fría. Secar y trozar. Poner los trozos de carne en una olla profunda. Añadir agua hasta cubrir y hervir. Cocinar por 10 minutos y reducir el fuego. Agregar el brócoli y calabacín, y revolver.

Cocinar por 20-25 minutos. Remover del fuego y transferir a una procesadora. Pulsar hasta que esté homogéneo. Retornar a la olla, rociar con sal y servir caliente.

Información nutricional por porción: Kcal: 384, Proteínas: 45.1g, Carbohidratos: 3.3g, Grasas: 20.7g

5. Atún Picante con Cilantro

Ingredientes:

4 filetes de atún medianos, unas 2 libras

¼ taza de cilantro fresco, en trozos

3 dientes de ajo, molidos

2 cucharadas de jugo de limón, recién exprimido

½ taza aceite de oliva

½ cucharadita de pimentón ahumado molido

½ cucharadita de comino, molido

½ cucharadita de polvo de chile

1 cucharadita de sal

¼ cucharadita de pimienta negra molida fresca

Preparación:

Combinar el cilantro, ajo, pimentón, comino, chile y jugo de limón en una procesadora. Pulsar para combinar y añadir el aceite de oliva gradualmente. Mezclar los ingredientes hasta que quede cremoso.

Transferir la mezcla a un tazón, añadir el pescado y sacudir para cubrir bien. Dejar reposar por 2 horas.

Precalentar el grill a fuego medio/alto.

Remover el pescado de la marinada. Cepillar el grill con aceite, poner el pescado, y cocinar por 3-4 minutos de cada lado.

Remover el pescado del grill, transferir a un plato y servir con gajos de limón o vegetales al vapor.

Información nutricional por porción: Kcal: 520, Proteínas: 60.5g, Carbohidratos: 1.5g, Grasas: 29.1g

6.　　Espinaca al Estilo Malasio

Ingredientes:

1 libra de espinaca fresca, picada

½ taza de cebollas de verdeo, en trozos

1 cucharadita de pimienta cayena, molida

¼ cucharadita de ají picante, molido

2 cucharadas de maní, molido

2 dientes de ajo, aplastados

1 cebolla pequeña, en trozos

2 cucharadas de jugo de limón, recién exprimido

½ cucharadita de sal

2 cucharadas de aceite de oliva

Preparación:

Lavar la espinaca bajo agua fría. Colar y poner en una olla de agua hirviendo. Cocinar por 1 minuto y remover del fuego. Colar bien y trozar.

En una cacerola grande, calentar el aceite a fuego medio/alto. Añadir las cebollas y cebollas de verdeo. Rociar con pimienta cayena, chile y sal. Freír por 3 minutos y agregar los maníes. Cocinar por 2 minutos más y añadir la espinaca.

Rociar con jugo de limón y cocinar por 1 minuto más. Remover del fuego y revolver.

Servir inmediatamente.

Información nutricional por porción: Kcal: 257, Proteínas: 10.1g, Carbohidratos: 16.7g, Grasas: 19.8g

7.   Sorbete de Arándanos

Ingredientes:

2 tazas de arándanos frescos

1 cucharadita de extracto de vainilla

2 cucharadita de ron blanco

1 limón grande, sin piel y exprimido

1 taza de agua

Preparación:

Poner los arándanos en un colador y lavar bajo agua fría. Colar y poner en una olla profunda.

Añadir el extracto de vainilla y ron. Revolver hasta que se incorpore bien y hervir. Remover del fuego y rociar con jugo de limón. Dejar enfriar completamente.

Verter en un tazón de vidrio y refrigerar por al menos 3 horas. Revolver varias veces mientras se congela. Poner en la nevera por 15 minutos antes de servir. Cubrir con arándanos frescos.

Información nutricional por porción: Kcal: 108, Proteínas: 1.4g, Carbohidratos: 24g, Grasas: 0.6g

8.   Arroz con Zanahorias y Calabacín

Ingredientes:

1 taza de arroz negro

1 zanahoria mediana, en rodajas

1 calabacín mediano, en rodajas

1 tomate pequeño, en trozos

½ berenjena pequeña, en rodajas

1 pimiento rojo pequeño, en rodajas

3 cucharadas de aceite de oliva extra virgen

½ cucharadita de sal

1 cucharadita de mejorana seca

Preparación:

Poner el arroz en una olla profunda. Añadir 2 tazas de agua y hervir. Reducir el fuego y cocinar hasta que el agua evapore. Revolver ocasionalmente.

Calentar una cucharada de aceite de oliva a fuego medio/alto. Añadir la zanahoria en rodajas y freír por 3-4 minutos, revolviendo constantemente. Combinar con arroz.

Agregar el aceite restante, calabacín, tomate, berenjena, pimiento rojo, sal y mejorana. Añadir 1 taza de agua y continuar cocinando 10 minutos más.

Información nutricional por porción: Kcal: 220, Proteínas: 6g, Carbohidratos: 51g, Grasas: 7.8g

9.   Pechugas de Pollo con Ajo

Ingredientes:

2 mitades de pechugas de pollo, sin piel ni hueso

½ taza de aceite de oliva extra virgen

3 dientes de ajo, aplastados

½ taza de hojas de perejil frescas

1 cucharada de jugo de lima fresco

¼ cucharadita de sal

Preparación:

Combinar el aceite de oliva con los dientes de ajo, perejil, jugo de lima fresco y sal. Lavar y secar la carne, y cortarla en rodajas de 1 pulgada de espesor.

Con un cepillo de cocina, esparcir la mezcla de aceite de oliva sobre la carne. Dejar reposar por 15 minutos.

Precalentar el grill a temperatura media. Añadir 2 cucharadas de marinada al grill, y grillar la carne de ambos lados. Remover de la sartén y servir con vegetales frescos a elección.

Información nutricional por porción: Kcal: 485, Proteínas: 28.7g, Carbohidratos: 2.9g, Grasas: 40.9g

10. Lentejas con Salsa de Tomate y Champiñones

Ingredientes:

1 libra de lentejas verdes, remojadas por la noche

1 taza de champiñones, en trozos

1 taza de tomates, en cubos

1 cucharada de albahaca fresca, picada

2 cucharadas de aceite de oliva

2 cucharadas de vino blanco

1 cucharadita de pimienta cayena, molida

½ cucharadita de sal

¼ cucharadita de orégano seco

Preparación:

Lavar los champiñones y cortar las ramas. Trozar y dejar a un lado.

Lavar los tomates y ponerlos en una licuadora. Añadir orégano y pulsar. Dejar a un lado.

Remojar las lentejas por la noche. Colar y lavar bien. Poner en una olla profunda y agregar 3 tazas de agua. Hervir y cocinar por 20 minutos. Reducir el fuego al mínimo.

Mientras tanto, precalentar el aceite en una cacerola grande a fuego medio/alto. Añadir los champiñones y cocinar por 3 minutos, y luego los tomates. Rociar con sal y revolver. Cocinar por 3 minutos y remover del fuego. Verter esta mezcla en la olla con lentejas. Rociar con pimienta cayena y revolver. Agregar más agua para ajustar el espesor. Hervir y cocinar por 10 minutos más. Remover del fuego y servir con polenta o pasta.

Rociar con queso parmesano para más sabor.

Información nutricional por porción: Kcal: 480, Proteínas: 30.3g, Carbohidratos: 24g, Grasas: 0.6g

11.   Brócoli al Limón

Ingredientes:

1 libra de brócoli fresco, en trozos

¼ taza de perejil fresco, picado

1 cucharadita de tomillo seco, molido

1 cucharada de jugo de limón, recién exprimido

¼ cucharadita de ají picante, molido

3 cucharadas de aceite de oliva

1 cucharada de crema de anacardos

Preparación:

Poner el brócoli en una olla profunda y verter agua hasta cubrir. Hervir y cocinar hasta que ablande. Remover del fuego y colar.

Transferir a una procesadora. Añadir perejil, tomillo y ½ taza de agua. Pulsar hasta que esté suave y cremoso. Retornar a la olla y agregar más agua. Hervir y cocinar varios minutos a fuego mínimo. Añadir aceite de oliva, crema de anacardos, ají picante y jugo de limón fresco. Servir caliente.

Información nutricional por porción: Kcal: 181, Proteínas: 4.5g, Carbohidratos: 11.1g, Grasas: 14.9g

12.   Ensalada de Lentejas y Pimientos Rojos

Ingredientes:

1 taza de lentejas, remojadas y pre cocidas

1 pimiento rojo mediano, en trozos

½ taza de maíz dulce

Un puñado de repollo morado, rallado

Un puñado de lechuga, rallada

½ cucharadita de sal

¼ cucharadita de pimienta negra molida fresca

2 cucharadas de aceite de oliva

1 cucharada de semillas de sésamo

Preparación:

Lavar y preparar los vegetales.

Remojar las lentejas por la noche. Colar y lavar bien. Colar nuevamente y poner en una olla profunda. Usar 3 tazas de agua por cada taza de lentejas.

Hervir y reducir el fuego a medio. Tapar y cocinar por 15-20 minutos. Remover del fuego y colar. Transferir a un tazón.

Añadir los pimientos, maíz, repollo y lechuga. Rociar con sal, pimienta, aceite de oliva y semillas de sésamo. Sacudir para combinar y servir.

Información nutricional por porción: Kcal: 272, Proteínas: 13.9g, Carbohidratos: 36.2g, Grasas: 9g

13.   Cuartos Traseros de Pavo en Salsa de Ajo

Ingredientes:

1 libra de cuartos traseros de pavo

1 cebolla morada grande, en trozos

4 dientes de ajo, aplastados

½ taza de apio, en trozos

½ taza de vino tinto

1 taza de caldo de pollo

1 cucharada de aceite de oliva

½ cucharadita de sal

½ cucharadita de pimienta negra, molida

Preparación:

Lavar los cuartos traseros de pavo y secar con papel de cocina. Cortar cada cuarto por la mitad y dejar a un lado.

Precalentar el aceite en una cacerola grande a fuego medio/alto. Añadir los cuartos y cocinar por 4-5 minutos de cada lado. Remover de la cacerola y dejar a un lado.

En la misma cacerola, añadir las cebollas, apio y ajo. Freír por 5 minutos. Retornar los cuartos a la cacerola y verter el caldo y vino. Hervir y reducir el fuego al mínimo. Cocinar por 30 minutos. Agregar agua caliente de ser necesario. Remover del fuego y servir caliente.

Información nutricional por porción: Kcal: 263, Proteínas: 12.9g, Carbohidratos: 12.1g, Grasas: 13.9g

14.   Espagueti con Huevo y Zanahoria

Ingredientes:

1 libra de espaguetis

1 zanahoria grande, rallada

1 huevo grande, batido

1 cucharada de aceite de oliva

½ cucharadita de orégano seco, molido

½ cucharadita de sal

¼ cucharadita de pimienta negra, molida

Preparación:

Cocinar el espagueti usando las instrucciones del paquete. Colar bien y dejar a un lado.

Pelar la zanahoria y rallarla. Dejar a un lado.

Batir los huevos con sal, orégano y pimienta. Dejar a un lado.

Precalentar el aceite en una sartén grande a fuego medio/alto. Añadir la zanahoria rallada y rociar con sal y pimienta. Agregar la pasta y verter la mezcla de huevo. Revolver y cocinar por 3-4 minutos.

Remover del fuego y servir con ensalada fresca, o rociar con queso parmesano rallado.

Información nutricional por porción: Kcal: 348, Proteínas: 11.2g, Carbohidratos: 49.4g, Grasas: 11.6g

15.   Col Rizada con Pollo y Papas

Ingredientes:

1 libra de col rizada fresca, en trozos

1 libra de filetes de pollo, en trozos pequeños

2 dientes de ajo, aplastados

2 papas medianas, en trozos

1 zanahoria pequeña, en trozos

2 cucharadas de crema agria

1 cucharada de harina común

1 cucharadita de pimienta cayena

3 cucharadas de aceite de oliva

1 cucharadita de sal

½ cucharadita de pimienta negra, molida

Preparación:

Lavar los filetes y secar con papel de cocina. Trozar y dejar a un lado.

Pelar las papas y trozarlas. Poner en una olla de agua hirviendo y cocinar por 10 minutos. Remover del fuego y colar bien. Dejar a un lado.

Lavar la col rizada bajo agua fría. Colar y trozar. Poner en una olla profunda y agregar agua hasta cubrir. Hervir y cocinar por 2-3 minutos. Remover del fuego y colar bien.

Precalentar el aceite en una sartén grande a fuego medio/alto. Añadir las cebollas y freír hasta que trasluzcan. Agregar el pollo y cocinar por 5 minutos, revolviendo ocasionalmente. Añadir ½ taza de agua, la col rizada y la papa. Rociar con sal y pimienta y cocinar por 5 minutos más. Reducir el fuego al mínimo y añadir la pimienta cayena y harina. Cocinar 2 minutos más.

Remover del fuego y servir caliente.

Información nutricional por porción: Kcal: 464, Proteínas: 38.7g, Carbohidratos: 32.5g, Grasas: 20.4g

16.   Trucha en Salsa de Crema Agria

Ingredientes:

1 libra de filetes de trucha

1 cucharada de aceite de oliva

¼ cucharadita de pimienta negra, molida

1 limón grande, recién exprimido

½ taza de crema agria

1 cebolla mediana, en trozos

1 calabacín pequeño, en trozos

1 cucharadita de romero fresco, picado

Preparación:

Lavar los filetes bajo agua fría y secar con papel de cocina. Dejar a un lado.

Precalentar el aceite en una sartén grande y añadir los filetes. Rociar con sal, pimienta y romero. Freír por 3-4 minutos de cada lado. Remover del fuego y transferir a un plato. Reservar la sartén.

Añadir el jugo de limón y crema agria a la sartén. Cocinar hasta que espese. Remover de la sartén y transferir a un tazón pequeño. Dejar a un lado.

Añadir las cebollas y calabacín a la sartén, junto con 1 taza de agua. Incrementar el fuego al máximo, hervir y tapar. Cocinar por 10-12 minutos. Remover del fuego y rociar con sal y pimienta.

Servir los filetes con los vegetales y verter la salsa encima.

Información nutricional por porción: Kcal: 438, Proteínas: 42.6g, Carbohidratos: 8.6g, Grasas: 25.8g

17.　Batido de Frutilla y Mango

Ingredientes:

1 taza de frutillas frescas, en trozos

1 mango maduro mediano, en trozos

1 banana grande, en trozos

½ taza de leche descremada

½ taza de Yogurt griego

2 cucharadas de jugo de naranja exprimido, fresco

Preparación:

Lavar las frutillas bajo agua fría. Colar y trozar. Dejar a un lado.

Pelar el mango y trozar. Dejar a un lado.

Pelar la banana y cortarla en rodajas finas. Dejar a un lado.

Combinar las frutillas, mango, banana, leche, yogurt y jugo de naranja en una licuadora. Procesar hasta que esté cremoso. Transferir a vasos y añadir algunos cubos de hielo antes de servir.

Información nutricional por porción: Kcal: 251, Proteínas: 9.8g, Carbohidratos: 52.7g, Grasas: 2.1g

18. Ensalada de Frijoles Verdes con Lima

Ingredientes:

3 onzas de frijoles verdes, cocidos

3 tomates cherry, por la mitad

1 pimiento rojo pequeño, en trozos

1 cebolla morada pequeña, sin piel y en rodajas

¼ taza de jugo de lima fresco

3 cucharadas de aceite de oliva

1 cucharadita de miel

½ chalote pequeño, molido

1 diente de ajo, aplastado

¼ cucharadita de sal

Preparación:

Combinar el jugo de lima con miel. Mezclar con un tenedor. Añadir el aceite gradualmente, batiendo constantemente. Agregar los chalotes molidos, ajo y sal. Dejar reposar.

Mientras tanto, lavar los frijoles verdes y ponerlos en una olla profunda junto con 3 tazas de agua. Cocinar por 15 minutos y remover del fuego. Colar bien y rociar con sal. Dejar a un lado.

Lavar los tomates y trozarlos. Dejar a un lado.

Lavar el pimiento y cortarlo por la mitad longitudinalmente. Remover las semillas y trozar. Dejar a un lado.

Pelar la cebolla y trozar. Dejar a un lado.

Combinar los frijoles verdes, tomates, pimiento y cebollas. Revolver bien y verter el aderezo. Sacudir para combinar y servir inmediatamente.

Información nutricional por porción: Kcal: 275, Proteínas: 3.6g, Carbohidratos: 22.2g, Grasas: 21.6g

19.   Pavo con Salsa de Granada

Ingredientes:

1 libra de pechugas de pavo, sin piel ni hueso

2 granadas pequeñas, enteras

4 cucharadas de aceite de oliva

1 cucharadita de tomillo seco, molido

1 cucharadita de sal

½ cucharadita de pimienta negra molida fresca

Preparación:

Lavar la carne bajo agua fría y secar con papel de cocina. Frotar con sal y pimienta, y dejar a un lado.

Poner la granada entre sus manos y apretar fuertemente. Hacer un hoyo pequeño en el medio y exprimir el jugo en una copa. Dejar a un lado.

Usando un cuchillo afilado, cortar la granada y remover las semillas a un tazón o taza.

Precalentar el aceite en una sartén grande a fuego medio/alto. Añadir la carne y cocinar por 4-5 minutos de cada lado, y reducir el fuego al mínimo.

Rociar la carne con el jugo de granada y cocinar por 1-2 minutos, hasta que espese. Rociar con tomillo y remover del fuego. Añadir las semillas de granada y servir con puré de papas o arroz.

Información nutricional por porción: Kcal: 386, Proteínas: 26.6g, Carbohidratos: 24.1g, Grasas: 21.2g

20. Ternera Grillada con Vegetales

Ingredientes:

1 libra de filete de ternera, en trozos de 1 pulgada

1 pimiento rojo mediano, en trozos

1 pimiento amarillo mediano, en trozos

1 cebolla pequeña, sin piel y en rodajas

3 cucharadas de aceite de oliva

½ cucharadita de sal

½ cucharadita de pimienta negra, molida

Preparación:

Lavar los pimientos y cortarlos por la mitad longitudinalmente. Remover las semillas y cortar en tiras finas. Dejar a un lado.

Lavar y secar el filete con papel de cocina. Calentar el aceite de oliva a fuego medio y cocinar la carne por 10-15 minutos (5-7 de cada lado). Remover del fuego y dejar a un lado.

Poner los vegetales preparados en la misma sartén y freír por 13-15 minutos. Revolver ocasionalmente. Remover del fuego y servir con carne.

Servir inmediatamente.

Información nutricional por porción: Kcal: 309, Proteínas: 35.4g, Carbohidratos: 7.1g, Grasas: 17.1g

21.   Alioli de Palta y Ajo

Ingredientes:

2 paltas medianas, en trozos

3 dientes de ajo, sin piel

2 huevos grandes, batidos

2 cucharadas de crema agria

1 cucharada de aceite de oliva

1 cucharada de jugo de limón, recién exprimido

½ cucharadita de sal

½ cucharadita de pimienta negra, molida

Preparación:

Pelar la palta y cortarla por la mitad. Remover el carozo y trozar. Dejar a un lado.

Pelar el ajo y trozarlo.

Combinar la palta, ajo, huevos, crema agria, aceite de oliva, jugo de limón, sal y pimienta en una licuadora. Procesar hasta que esté cremoso. Transferir a un contenedor plástico y refrigerar por 20 minutos antes de servir.

Servir con huevos cocidos, carne asada o en una rebanada de pan.

Información nutricional por porción: Kcal: 385, Proteínas: 7.3g, Carbohidratos: 13.5g, Grasas: 35.9g

22.   Mousse de Arándanos

Ingredientes:

1 taza de arándanos

1 taza de frutillas, en trozos

½ taza de leche de almendra

2 tazas de leche de coco

1 onza de Yogurt griego

2 claras de huevo

¼ taza de almendras, en trozos

1 cucharada de extracto de vainilla

½ cucharadita de canela molida

Preparación:

Lavar los arándanos en un colador. Colar y dejar a un lado.

Lavar las frutillas y trozarlas. Dejar a un lado.

Batir las claras de huevo, yogurt y leche con un tenedor. Tomará unos 5 minutos obtener un mousse suave. Verter el mousse en una licuadora y añadir los arándanos, frutillas y agua. Mezclar por 20 segundos.

Agregar canela y extracto de vainilla para más sabor. Cubrir con almendras trozadas y decorar con arándanos frescos.

Información nutricional por porción: Kcal: 407, Proteínas: 11.6g, Carbohidratos: 19g, Grasas: 33.5g

23. Calabacín Grillado

Ingredientes:

6 onzas calabacín, en rodajas

¼ taza de jugo de limón, recién exprimido

1 cucharada de aceite de oliva

¼ cucharadita de sal marina

1 cucharadita romero seco, picado

¼ cucharadita de pimienta negra molida fresca

Preparación:

Batir el jugo de limón, sal marina, romero y pimienta negra.

Lavar y pelar el calabacín. Cortar en rodajas de 1 pulgada de espesor. Cepillar cada rodaja con la mezcla preparada anteriormente.

Precalentar el aceite en un grill grande a fuego medio/alto. Añadir el calabacín y grillar de ambos lados por 4-5 minutos. Servir como acompañante o comida principal con crema agria.

Información nutricional por porción: Kcal: 168, Proteínas: 2.7g, Carbohidratos: 8.1g, Grasas: 15g

24. Rigatoni con Pesto de Albahaca

Ingredientes:

1 libra de pasta rigatoni

8 onzas de albahaca fresca, trozada

3 dientes de ajo, aplastados

2 cucharadas de piñones

4 cucharadas de aceite de oliva

4 cucharadas de Queso parmesano, rallado

1 cucharadita de sal marina

Preparación:

Lavar la albahaca bajo agua fría. Colar y transferir a un pedazo de papel. Secar y trozar.

Aplastar el ajo en el mortero y rociar con sal. Añadir la albahaca gradualmente y aplastarla.

Agregar los piñones y aplastarlos para combinar con el pesto. Transferir todo a un tazón grande y agregar queso y aceite de oliva. Revolver y dejar a un lado.

Cocinar la pasta de acuerdo a las instrucciones del paquete. Colar y transferir a un tazón. Añadir el pesto y revolver bien.

Decorar con hojas de albahaca fresca.

Información nutricional por porción: Kcal: 514, Proteínas: 17.6g, Carbohidratos: 65.1g, Grasas: 21.4g

25.   Batido de Mango y Durazno

Ingredientes:

1 mango mediano, en trozos

1 durazno grande, sin carozo y en trozos

1 zanahoria grande, en rodajas

1 cucharada de miel, cruda

2 onzas de agua

Preparación:

Lavar el mango y trozarlo. Dejar a un lado.

Lavar el durazno y cortarlo por la mitad. Remover el carozo y trozar. Dejar a un lado.

Lavar y pelar la zanahoria. Cortar en rodajas finas y dejar a un lado.

Combinar el mango, durazno, zanahoria, miel y agua en una procesadora. Pulsar y transferir a vasos.

Agregar hielo o refrigerar por 15-20 minutos antes de servir.

Información nutricional por porción: Kcal: 353, Proteínas: 4.9g, Carbohidratos: 88.4g, Grasas: 1.7g

26.   Gachas de Banana y Bayas

Ingredientes:

1 taza de quínoa

½ taza de leche de almendra

3 tazas de agua

1 banana pequeña, sin piel y en rodajas

2 cucharadas de arándanos

1 cucharada de miel

2 cucharadita de semillas de chía, remojadas

2 cucharadas de almendras, en trozos

Preparación:

Combinar el agua y la leche de almendra en una cacerola mediana y calentar a fuego medio/alto. Hervir y añadir la quínoa. Reducir el fuego al mínimo y cocinar por 15-20 minutos.

Mientras tanto, aplastar la banana con un tenedor y trozar las almendras. Dejar a un lado.

Transferir la quínoa cocida a un tazón. Añadir la banana, arándanos, miel y semillas de chía.

Cubrir con banana en rodajas y almendras.

Información nutricional por porción: Kcal: 362, Proteínas: 10.8g, Carbohidratos: 45.6, Grasas: 16.1g

27.   Estofado de Ternera y Zanahorias

Ingredientes:

2 libras de filete de ternera, en trozos pequeños

1 zanahoria grande, en rodajas

2 tomates medianos, en cubos

1 cucharada de pasta de tomate

4 tazas de caldo de carne

2 cucharadas de aceite de oliva

1 cucharadita de tomillo seco, molido

1 cucharadita de sal

½ cucharadita de pimienta negra, molida

Preparación:

Lavar bien la carne bajo agua fría. Secar con papel de cocina y trozarla. Poner en un tazón profundo y rociar con sal y pimienta. Mezclar con las manos, y dejar a un lado.

Precalentar el aceite en una sartén a fuego medio/alto. Añadir los trozos de carne y cocinar por 10 minutos. Revolver ocasionalmente.

Pelar la zanahoria y cortarla en rodajas finas. Añadirlas a la sartén con la carne y revolver.

Agregar el caldo y hervir. Reducir el fuego al mínimo y cocinar por 10 minutos. Añadir los tomates en cubos y pasta de tomate. Revolver bien y cocinar por 5 minutos más. Rociar con más sal y pimienta de ser necesario, y remover del fuego.

Servir con arroz.

Información nutricional por porción: Kcal: 415, Proteínas: 52.4g, Carbohidratos: 4.9g, Grasas: 19.4g

28.   Salmón con Miel y Cilantro

Ingredientes:

1 libra de filetes de salmón

1 cucharada de semillas de cilantro

4 cucharadas de miel, cruda

½ taza de salsa de pescado

2 cucharadas de jugo de limón, recién exprimido

2 cucharadas de aceite de oliva

½ cucharadita de sal marina

½ cucharadita de pimienta negra, molida

Preparación:

Lavar los filetes bajo agua fría y secar con papel de cocina. Dejar a un lado.

Poner las semillas de cilantro en una sartén. Cocinar por 2-3 minutos a fuego medio/alto. Remover del fuego y dejar enfriar completamente. Usando un mortero, aplastar para hacer un polvo. Dejar a un lado.

En un tazón mediano, combinar la miel, salsa de pescado, jugo de limón y 1 cucharada de aceite de oliva. Añadir el polvo de cilantro y revolver. Esparcir esta crema sobre los filetes.

Precalentar el aceite restante en una sartén grande a fuego medio/alto. Añadir los filetes y cocinar por 2 minutos. Reducir el fuego y cocinar por 1 minuto más. Rotar los filetes y cocinar 3 minutos más.

Servir el salmón con vegetales al vapor, como brócoli, espárragos o batatas.

Información nutricional por porción: Kcal: 385, Proteínas: 32g, Carbohidratos: 25.3g, Grasas: 18.8g

29.   Panqueques de Trigo con Arándanos

Ingredientes:

4 cucharadas harina de trigo sarraceno

4 huevos grandes

4 cucharadas semillas de linaza, molidas

1 taza de leche de almendra

¼ cucharadita de sal

1 taza de Yogurt griego

1 taza de arándanos frescos

1 cucharada de aceite de canola

Preparación:

Combinar los ingredientes en un tazón. Batir bien con batidora eléctrica al máximo.

Calentar el aceite en una sartén mediana a fuego medio/alto. Verter un poco de la mezcla en la sartén y freír cada panqueque por 2-3 minutos de cada lado.

Usando un colador, lavar los arándanos bajo agua fría. Colar y dejar a un lado.

En un tazón mediano, combinar los arándanos y yogurt. Revolver y esparcir sobre cada panqueque.

Decorar con arándanos frescos y servir inmediatamente.

Información nutricional por porción: Kcal: 161, Proteínas: 16.5g, Carbohidratos: 10g, Grasas: 5g

30.   Magdalenas de Centeno con Zanahoria

Ingredientes:

1 taza de harina de centeno

1 cucharada de harina de maíz

3 zanahorias grandes, en rodajas

1 cebolla morada mediana, en trozos

1 onza alcaparras, coladas

1 cucharada de semillas de sésamo

1 cucharada de linaza

1 cucharadita de bicarbonato de sodio

½ cucharadita de curry, molido

½ cucharadita de sal

2 cucharadita de aceite de oliva

Preparación:

Precalentar el horno a 375°.

En un tazón grande, combinar la harina de centeno, harina de maíz, bicarbonato de sodio, curry y sal. Revolver hasta que esté bien incorporado y dejar a un lado.

Combinar las cebollas, semillas de sésamo y linaza en una sartén mediana. Calentar a fuego medio/alto y agregar las alcaparras. Freír por 3-4 minutos. Reducir el fuego y añadir las zanahorias. Cocinar por 2 minutos más y remover del fuego. Agregar esta mezcla a los ingredientes secos y mezclar hasta que se combine.

Engrasar moldes de magdalenas con aceite de oliva. Verter la mezcla en los moldes y llevar al horno.

Hornear por 10-15 minutos. Remover del fuego y dejar enfriar.

Información nutricional por porción: Kcal: 150, Proteínas: 5g, Carbohidratos: 26.2g, Grasas: 4.1g

31.   Ensalada de Vegetales y Mozzarella

Ingredientes:

1 calabacín pequeño, en trozos

2 pimientos rojos grandes, en trozos

1 taza de berenjenas, en trozos

½ taza de Mozzarella

1 onza de albahaca fresca, picada

4 cucharadas de aceite de oliva

1 cucharada de vinagre balsámico

½ cucharadita de polvo de ajo

1 cucharadita de Sazón italiano

½ cucharadita de sal

½ cucharadita de pimienta negra molida fresca

Preparación:

Lavar el calabacín y cortarlo en rodajas finas. Dejar a un lado.

Lavar los pimientos, cortarlos por la mitad, remover las semillas y cortar en trozos pequeños. Dejar a un lado.

Lavar la berenjena y cortarla. Dejar a un lado.

Precalentar 1 cucharada de aceite de oliva en una sartén grande. Añadir el calabacín, pimientos y berenjena. Cocinar por 5 minutos, revolviendo ocasionalmente.

Mientras tanto, combinar la albahaca, ajo, vinagre, sal, pimienta y aceite restante en un tazón mediano. Revolver y dejar a un lado.

Transferir los vegetales cocidos a un tazón. Cubrir con queso mozzarella y rociar con el aderezo.

Decorar con hojas de albahaca fresca.

Información nutricional por porción: Kcal: 333, Proteínas: 5.1g, Carbohidratos: 15.2g, Grasas: 30.6g

32.   Pollo al Estilo Sureño

Ingredientes:

1 libra de pechugas de pollo, sin piel ni hueso

1 cucharadita de Salsa Worcestershire

1 cucharadita de melaza

2 tomates grandes, en cubos

1 cucharada de pasta de tomate

2 dientes de ajo, molidos

½ cucharadita de pimienta negra molida fresca

½ cucharadita de pimienta cayena, molida

½ cucharadita de sal

Preparación:

Precalentar el horno a 350°.

Lavar el pollo bajo agua fría y secar con papel de cocina. Cortar en rodajas finas y dejar a un lado.

En una cacerola grande, combinar la salsa Worcestershire, melaza, tomates, pasta de tomate y pimienta cayena. Cocinar por 10 minutos a fuego medio/alto. Remover del fuego y transferir a un tazón grande. Añadir el pollo y refrigerar por 1 hora para marinar.

Poner papel aluminio en una fuente de hornear mediana y agregar las pechugas de pollo. Verter la salsa encima, tapar con otro trozo de papel aluminio, y llevar al horno.

Hornear por 35-40 minutos. Remover del fuego y transferir a un plato. Servir con arroz o vegetales al vapor.

Información nutricional por porción: Kcal: 326, Proteínas: 45.3g, Carbohidratos: 8.8g, Grasas: 11.5g

33.   Omelette de Espinaca y Queso de Cabra

Ingredientes:

4 huevos grandes, batidos

1 onza queso de cabra fresco, en trozos

1 cebolla mediana, sin piel y en trozos

1 taza de espinaca fresca, picada

2 cucharadas de aceite de oliva extra virgen

½ cucharadita de sal

Preparación:

Lavar la espinaca bajo agua fría. Trozar y poner en una olla de agua hirviendo. Cocinar por 2 minutos y remover del fuego.

Precalentar el aceite de oliva en una sartén grande a fuego medio/alto. Añadir las cebollas y freír por 3-4 minutos.

Romper los huevos en un tazón grande. Rociar con sal y batir con tenedor. Añadir la espinaca y queso. Verter la mezcla de huevo en una sartén. Cocinar por 4-5 minutos.

Información nutricional por porción: Kcal: 340, Proteínas: 16.7g, Carbohidratos: 6.8g, Grasas: 28.3g

34.   Batido de Bayas Mixtas

Ingredientes:

½ taza de arándanos

½ taza de moras

½ taza de leche descremada

¼ taza de jugo de limón, recién exprimido

1 cucharada de miel, cruda

Preparación:

Combinar los arándanos y moras en un colador grande. Lavar bajo agua fría y colar. Transferir a una procesadora y añadir leche, jugo de limón fresco y miel.

Pulsar hasta que esté cremoso.

Transferir a vasos y decorar con bayas frescas y rodajas de limón. Añadir hielo o refrigerar por 10 minutos antes de servir.

Información nutricional por porción: Kcal: 196, Proteínas: 6.1g, Carbohidratos: 42g, Grasas: 1.1g

35.   Ternera con Untado de Atún

Ingredientes:

1 libra de filete de ternera, en trozos pequeños

1 cebolla mediana, en trozos

1 tallo de apio mediano, en trozos

½ cucharadita de sal

1 taza de atún, molido

1 cucharada de alcaparras, coladas

1 limón grande, recién exprimido

1 taza de caldo de pollo

Preparación:

Lavar la carne bajo agua fría y secar con papel de cocina. Trozar.

Poner la carne en una olla profunda. Añadir agua hasta cubrir y hervir. Agregar las cebollas, apio y sal. Cocinar por 40-45 minutos y remover del fuego. Quitar la carne de la olla y ponerla en un plato. Refrigerar por la noche.

Combinar el atún y alcaparras en un tazón mediano. Añadir el jugo de limón y 2-3 cucharadas del líquido de la olla. Revolver y dejar reposar unos minutos.

Cortar la carne en rodajas muy finas y transferir a un plato. Cubrir con el untado de atún y decorar con aceitunas o perejil fresco.

Información nutricional por porción: Kcal: 411, Proteínas: 57.9g, Carbohidratos: 6.1g, Grasas: 15.9g

36.   Cidra Dulce de Manzana

Ingredientes:

2 libras de Manzanas Fuji, en gajos

½ taza de miel, cruda

¼ cucharadita de canela molida

4 tazas de agua

Preparación:

Lavar las manzanas y cortarlas por la mitad. Remover las semillas y cortar en gajos. Poner en una olla profunda y cubrir con agua. Añadir la canela y miel.

Hervir y reducir el fuego al mínimo. Cocinar por 3 horas, hasta que ablanden. Remover del fuego y dejar reposar.

Usando un colador pequeño, exprimir el jugo en un tazón. Probarlo y añadir más miel o canela de ser necesario.

Refrigerar por 30 minutos antes de servir.

Información nutricional por porción: Kcal: 187, Proteínas: 0.4g, Carbohidratos: 50.4g, Grasas: 0.2g

37.   Avena con Damasco y Semillas

Ingredientes:

1 taza de copos de avena

1 taza de leche descremada

1 damasco mediano, en trozos

1 cucharada de semillas de chía

1 cucharada de linaza, molida

2 cucharadas de miel

1 cucharadita de cacao, crudo

¼ cucharadita de canela molida

Preparación:

En una olla mediana, combinar los copos de avena, leche, cacao y canela. Revolver bien y hervir. Remover del fuego y espumar con un tenedor. Dejar reposar por 10 minutos.

Mientras tanto, lavar el damasco y cortarlo por la mitad. Remover el carozo y trozarlo. Dejar a un lado.

Añadir la miel, damascos y linaza a la avena. Cubrir con chía y frutas frescas a elección.

Servir frío.

Información nutricional por porción: Kcal: 371, Proteínas: 13.6g, Carbohidratos: 59.9, Grasas: 8.8g

38.   Batido de Mascarpone y Café

Ingredientes:

½ taza de Queso mascarpone

½ taza de leche descremada

1 cucharadita de extracto de vainilla

1 cucharada de polvo de café negro

1 cucharada de cacao, crudo

2 cucharadas de chips de chocolate

Preparación:

Combinar el polvo de café con 4 cucharadas de agua en una olla pequeña. Hervir y dejar a un lado.

En una licuadora, combinar el queso, leche y extracto de vainilla. Pulsar y transferir a un tazón pequeño. Limpiar la licuadora y añadir el café, cacao y chips de chocolate. Pulsar hasta que esté cremoso.

Rellenar los vasos con la mezcla de café y cacao, y cubrir con la mezcla de queso. Puede añadir y rociar con cacao. Refrigerar por 30 minutos antes de servir.

Información nutricional por porción: Kcal: 397, Proteínas: 20.6g, Carbohidratos: 25.7, Grasas: 23g

39. Pollo con Ananá en Salsa Agridulce

Ingredientes:

2 libras de filetes de pollo

1 cucharada de aceite de coco

1 cucharadita de semillas de sésamo

2 cucharadita de linaza

2 cucharadas de miel

2 cucharadas de salsa tártara

1 pimiento rojo grande, en trozos

1 cebolla mediana, en trozos

½ taza de ananá, en trozos

1 onza de Queso feta

½ cucharadita de polvo de curry

½ cucharadita de jengibre, molido

¼ cucharadita de ají picante, molido

Preparación:

Lavar los filetes bajo agua fría y secar con papel de cocina.

Trozar y poner en un tazón grande. Añadir la miel y salsa tártara. Revolver y tapar con papel film. Refrigerar por 30 minutos.

Lavar los pimientos y cortar longitudinalmente. Remover las semillas y trozar. Pelar la cebolla y picarla.

Precalentar el aceite de coco en una sartén grande a fuego medio/alto. Añadir las cebollas, pimientos y semillas de sésamo. Cocinar por 3-4 minutos y agregar la carne con sus jugos. Rociar con linaza y cocinar por 10 minutos.

Añadir 2 tazas de agua caliente y trozos de ananá. Rociar con curry y jengibre. Reducir el fuego al mínimo y cocinar por 10 minutos más.

Remover del fuego y servir inmediatamente. Cubrir con queso feta y ají picante.

Información nutricional por porción: Kcal: 571, Proteínas: 67.8g, Carbohidratos: 18.1, Grasas: 24.4g

40.   Ensalada de Calamar y Vegetales

Ingredientes:

1 libra de calamar, en anillos

1 cucharadita de cilantro, picado

½ cucharadita de ají picante, molido

½ cucharadita de sal marina

1 cucharada de vinagre balsámico

1 lima, recién exprimida

1 taza de Lechuga romana, en trozos

1 rábano mediana, en trozos

½ taza de cebollas de verdeo, en trozos

½ taza de rúcula, en trozos

2 tomates pequeños, en trozos

1 cucharada de aceite de oliva

Preparación:

Lavar el calamar y secarlo con papel de cocina. Cortar en anillos y dejar a un lado.

Precalentar el aceite en una sartén grande a fuego medio/alto. Añadir el vinagre balsámico, cilantro, jugo de lima y ají picante. Agregar los anillos de calamar y cocinar por 4-5 minutos. Añadir ½ taza de agua y continuar cocinando 15 minutos más. Reducir el fuego al mínimo y cocinar hasta que espese. Remover del fuego y dejar a un lado.

Lavar y preparar los vegetales.

Lavar la lechuga y rúcula bajo agua fría. Trozarla y poner en un tazón grande.

Lavar las cebollas de verdeo y trozar. Añadirlas al tazón.

Lavar los tomates y cortar en trozos pequeños. Reservar el jugo, y añadir todo al tazón.

Agregar los anillos de calamar y revolver. Sazonar con sal, pimienta y aceite de oliva.

Servir inmediatamente.

Información nutricional por porción: Kcal: 311, Proteínas: 37.1g, Carbohidratos: 17.2, Grasas: 10.5g

41.   Coliflor en Salsa de Eneldo

Ingredientes:

2 tazas de coliflor, en trozos

1 huevo grande

½ taza de Yogurt griego

2 cucharadas de harina de maíz

1 cucharadita de perejil seco, molido

¼ cucharadita de pimienta negra, molida

Para la salsa:

1 cucharadita de manteca

1 cucharada de harina común

¼ taza de leche descremada

3 cucharadas de eneldo fresco, picado

1 cucharadita de vinagre de vino tinto

1 cucharadita de sal

Preparación:

Lavar la coliflor bajo agua fría. Cortar en floretes pequeños.

Dejar a un lado.

Poner la coliflor en una olla profunda. Añadir agua hasta cubrir y hervir. Cocinar por 5 minutos y remover del fuego. Colar bien y lavar bajo agua fría. Colar nuevamente y dejar a un lado.

En un tazón mediano, combinar la harina de maíz, huevo, yogurt, sal, pimienta y perejil. Revolver bien hasta obtener una masa suave. Dejar a un lado.

Engrasar una fuente de hornear con aceite. Verter la mezcla de harina de maíz y esparcir en la fuente. Poner la coliflor encima y rociar con perejil fresco y queso parmesano.

Llevar al horno y hornear por 20 minutos.

Mientras tanto, derretir la manteca en una sartén mediana a fuego medio/alto. Añadir la harina y cocinar por 1 minuto. Agregar el vinagre, leche y eneldo. Revolver bien y reducir el fuego al mínimo. Cocinar por 2 minutos y remover del fuego. Una vez horneado, remover la fuente y verter la salsa encima. Dejar reposar por 10 minutos y servir.

Información nutricional por porción: Kcal: 180, Proteínas: 13.1g, Carbohidratos: 20.4g, Grasas: 6g

42. Huevos y Pimientos Verdes

Ingredientes:

1 pimiento verde grande, en aros gruesos

4 huevos grandes, enteros

1 cucharada de aceite de oliva

1 cucharada semillas de chía

¼ cucharadita de pimienta negra, molida

½ cucharadita de sal

Preparación:

Lavar el pimiento y cortar la parte superior. Remover las semillas y cortar en trozos. Dejar a un lado.

Precalentar el aceite en una sartén grande a fuego medio/alto. Añadir los pimientos y romper cada huevo en cada rodaja. Rociar con sal y pimienta, y cocinar por 3-4 minutos. Rociar con semillas de chía para más nutrientes.

Usando una espátula grande, transferir los pimientos y huevos a un plato.

Información nutricional por porción: Kcal: 301, Proteínas: 16.4g, Carbohidratos: 10.7g, Grasas: 21.9g

43.   Salmón con Crema de Albahaca y Gorgonzola

Ingredientes:

1 libra de filetes de salmón

2 tazas de espárragos, en trozos

1 taza de aceite de oliva

½ taza de albahaca fresca, picada

½ taza de Queso gorgonzola, en trozos

¼ taza de Yogurt griego

½ taza de crema agria

1 cucharada de chalotes, picados

1 cucharada de mostaza amarilla

1 onza de nueces, en trozos

½ cucharadita de pimienta negra molida fresca

Preparación:

Precalentar el horno a 450 grados.

Poner el papel de hornear en una fuente grande y dejar a un lado.

Lavar los filetes bajo agua fría y secar con papel de cocina. Dejar a un lado.

Combinar las nueces, albahaca, aceite de oliva y pimienta en una procesadora. Pulsar hasta que esté hecho puré. Transferir a un tazón grande y añadir los filetes de salmón. Dejar reposar por 30 minutos.

Lavar los espárragos y ponerlos en una olla de agua hirviendo. Cocinar por 2 minutos y remover del fuego. Colar bien y lavar bajo agua fría. Dejar a un lado.

En un tazón grande, combinar el queso, crema agria y chalotes. Revolver y dejar a un lado.

Poner los filetes de salmón en la fuente de hornear. Esparcir la mostaza encima de cada filete, y la crema de albahaca encima. Llevar al horno por 8-10 minutos.

Remover del fuego y transferir a un plato. Añadir los espárragos y servir con salsa de queso.

Información nutricional por porción: Kcal: 447, Proteínas: 32.4g, Carbohidratos: 7.2g, Grasas: 34.2g

44.   Fusilli al Brócoli

Ingredientes:

1 libra de pasta fusilli, pre cocida

1 libra de brócoli fresco, en trozos

2 cucharadas de aceite de oliva

1 calabacín mediano, en trozos

2 dientes de ajo, molidos

2 tazas de agua

½ taza de crema agria

½ cucharadita de sal

¼ cucharadita de pimienta negra, molida

Preparación:

Cocinar la pasta de acuerdo a las instrucciones del paquete. Añadir una pizca de sal. Remover del fuego y colar bien. Dejar a un lado.

Lavar el brócoli bajo agua fría y colar bien. Trozar y poner en una olla profunda. Agregar agua hasta cubrir y hervir. Cocinar por 2-3 minutos y remover del fuego. Colar bien y dejar a un lado.

Precalentar el aceite en una sartén grande a fuego medio/alto. Añadir el ajo y freír por 2 minutos, y luego agregar el calabacín y agua. Hervir y añadir la crema agria. Cocinar por 5-7 minutos. Agregar la pasta y brócoli. Revolver hasta que esté bien incorporado.

Rociar con sazón italiano, sal y pimienta a gusto. Servir inmediatamente.

Información nutricional por porción: Kcal: 571, Proteínas: 19.5g, Carbohidratos: 95g, Grasas: 14.8g

45. Ensalada de Rábano y Rúcula

Ingredientes:

1 cabeza de lechuga romana grande, en trozos

2 rábanos medianas, en trozos

1 taza de rúcula, en trozos

1 cucharada de nueces, en trozos

1 taza de crema

¼ taza de queso de cabra

1 cucharada de miel, cruda

1 cucharada de vinagre balsámico

½ cucharadita de sal

½ cucharadita de pimienta negra, molida

Preparación:

Lavar la lechuga bajo agua fría. Trozar en piezas pequeñas y poner en un tazón grande. Dejar a un lado.

Lavar los rábanos y recortar las partes verdes. Trozar y añadir al tazón.

Lavar la rúcula y trozar. Añadirla al tazón.

En una cacerola mediana, agregar la crema, queso y miel. Calentar a fuego medio/alto. Añadir el vinagre balsámico, sal y pimienta. Remover del fuego y dejar reposar.

Verter la salsa sobre la ensalada y revolver bien. Refrigerar por 10 minutos antes de servir.

Información nutricional por porción: Kcal: 207, Proteínas: 6.5g, Carbohidratos: 17.1g, Grasas: 13.6g

46.   Untado de Bacalao

Ingredientes:

2 libras de filetes de bacalao

3 dientes de ajo, picados

1 cebolla pequeña, picada

3 cucharadas de aceite de oliva

1 cucharadita de romero, picado

½ taza de queso crema

1 cucharadita de albahaca seca, molida

1 cucharadita de sal

¼ cucharadita de pimienta negra, molida

Preparación:

Lavar los filetes bajo agua fría. Trozar y remover la piel. Dejar a un lado.

Precalentar 1 cucharada de aceite en una sartén grande a fuego medio/alto. Añadir las cebollas y freír por 3-4 minutos. Agregar el ajo y cocinar 1 minuto más. Añadir el pescado y rociar con sal. Cocinar 5 minutos más. Remover del fuego y dejar reposar.

Transferir el pescado con todo su líquido a una procesadora. Añadir romero, queso crema, albahaca, sal, pimienta y 1 cucharada de aceite. Pulsar por 2 minutos y agregar el aceite restante. Pulsar nuevamente hasta que esté cremoso.

Servir con zanahorias frescas o rebanadas de pan.

Información nutricional por porción: Kcal: 349, Proteínas: 19.5g, Carbohidratos: 36.1g, Grasas: 14.7g

47.   Pavo Horneado con Cítricos

Ingredientes:

1 libra de filetes de pavo, en trozos pequeños

2 limones grandes, en rodajas

2 naranjas grandes, en rodajas

1 cebolla mediana, en rodajas

4 dientes de ajo, picados

3 cucharadas de aceite de oliva

½ cucharadita de sal

¼ cucharadita de pimienta negra, molida

1 cucharadita de Sazón italiano

½ cucharadita de tomillo seco, molido

½ cucharadita de Pimienta cayena, molida

1 cucharada de perejil fresco, picado

Preparación:

Precalentar el horno a 400 grados.

Lavar la carne bajo agua fría y secar con papel de cocina.

Trozar y dejar a un lado.

Lavar 1 limón y 1 naranja y cortarlos en rodajas finas, sin pelar. Dejar a un lado.

Pelar los limones restantes y exprimirlos. Dejar a un lado.

En un tazón mediano, combinar el jugo de limón, jugo de naranja, aceite, sal, pimienta y ajo. Revolver hasta que se incorpore bien y verter sobre el pavo. Dejar reposar por 15-20 minutos.

En un tazón pequeño, combinar la sazón italiana, tomillo y pimienta cayena. Dejar a un lado.

Transferir la carne a una fuente de hornear grande y añadir las rodajas de limón y naranja. Verter la marinada restante y mezcla de especias. Rociar con sal y pimienta y llevar al horno.

Hornear por 1 hora. Remover del fuego y transferir a un plato.

Servir con vegetales cocidos o ensalada fresca.

Información nutricional por porción: Kcal: 269, Proteínas: 25.3g, Carbohidratos: 17.6g, Grasas: 11.7g

48.   Sopa de Berenjena y Tomate

Ingredientes:

2 berenjenas medianas, sin piel y en cubos

2 tomates grandes, sin piel y en cubos

1 cebolla morada mediana, picada

2 cucharadas de aceite de oliva

1 cucharadita de sal

½ cucharadita de pimienta negra, molida

½ taza de crema agria

½ cucharadita de orégano seco, molido

Preparación:

Pelar las berenjenas y cortarlas en cubos pequeños. Dejar a un lado.

Precalentar el aceite en una sartén grande a fuego medio/alto. Añadir las cebollas y freír por 3 minutos. Agregar las berenjenas, revolver bien y cocinar por 5 minutos más. Añadir los tomates en cubos, 1 taza de agua, y hervir, revolviendo ocasionalmente.

Remover del fuego y dejar enfriar. Transferir a una procesadora y pulsar hasta que esté hecho puré. Retornar a la olla y añadir 3 tazas de agua. Hervir y agregar la crema agria y orégano. Cocinar hasta que se caliente y remover del fuego.

Servir caliente.

Información nutricional por porción: Kcal: 277, Proteínas: 5.7g, Carbohidratos: 28.1g, Grasas: 18.2g

49.   Frijoles Cremosos

Ingredientes:

1 libra de porotos, remojados y pre cocidos

1 cebolla mediana, picada

1 cucharadita de pimienta cayena

3 cucharadas de crema agria

¼ taza de apio fresco, picado fino

2 cucharadas de aceite de oliva

1 cucharadita de sal

½ cucharadita de pimienta negra, molida

Preparación:

Remojar los porotos por la noche. Lavar bajo agua fría y poner en una olla profunda. Añadir 5 tazas de agua y hervir. Cocinar por 20 minutos, o hasta que ablande. Remover del fuego y colar. Dejar a un lado.

Precalentar el aceite en una olla profunda a fuego medio/alto. Agregar las cebollas y freír hasta que trasluzcan. Añadir los porotos y 2 cucharadas de agua.

Revolver bien y cocinar por 5 minutos. Agregar la crema agria, pimienta cayena y apio. Cocinar 3 minutos más.

Agregar agua para ajustar el espesor, y cocinar otros 2 minutos, hasta que la mezcla esté cremosa.

Servir caliente.

Información nutricional por porción: Kcal: 476, Proteínas: 26.3g, Carbohidratos: 73.1g, Grasas: 10.2g

50.   Cuartos Traseros de Pollo con Cilantro y Lima

Ingredientes:

1 libra de cuartos traseros de pollo

2 limas grandes, exprimidas

1 cucharadita de ralladura de lima fresca

5 dientes de ajo, picados

½ taza de vino blanco seco

1 taza de caldo de pollo

1 cucharada de cilantro, picado

1 taza de cuscús

¼ taza de aceite de oliva

1 cucharadita de sal

¼ cucharadita de pimienta negra, molida

Preparación:

Precalentar el horno a 375°.

Lavar los cuartos traseros de pollo bajo agua fría. Secar con papel de cocina y dejar a un lado. Frotar los cuartos con sal, pimienta cayena y pimienta. Dejar reposar.

Precalentar 1 cucharada de aceite en una sartén grande a fuego medio/alto. Añadir el pollo y cocinar por 5 minutos de cada lado, hasta que dore. Remover de la sartén y agregar vino a la misma. Reducir el fuego al mínimo y cocinar por 3 minutos, hasta que espese. Agregar el caldo de pollo y hervir. Añadir el ajo, jugo de lima y ralladura de lima. Retornar los cuartos traseros a la sartén y rociar con cilantro. Cocinar por 5 minutos más y agregar algunas rodajas de lima.

Transferir todo a una fuente de hornear y llevar al horno por 35-40 minutos.

Mientras tanto, combinar el aceite restante, sal y 2 ½ tazas de agua. Hervir y añadir el cuscús. Revolver bien y reducir el fuego al mínimo. Cocinar por 1 minuto y remover del fuego. Espumar con tenedor y tapar. Dejar a un lado.

Combinar los cuartos traseros de pollo con el cuscús en un plato. Rociar con jugo de lima y servir inmediatamente.

Información nutricional por porción: Kcal: 429, Proteínas: 32.1g, Carbohidratos: 31.6g, Grasas: 17.4g

51.   Frijoles Lima y Espinaca

Ingredientes:

1 taza de frijoles lima, remojados por la noche

1 taza de espinaca

½ taza de hinojo, en trozos

1 cebolla mediana, en trozos

¼ taza de caldo de pollo

1 cucharada de vinagre balsámico

1 cucharada de aceite de oliva

1 cucharada de cebollines, picados

½ cucharadita de pimienta negra, molida

½ cucharadita de sal

Preparación:

Remojar los frijoles lima por la noche. Colar y poner en una olla profunda. Añadir 3 tazas de agua y hervir. Cocinar por 10 minutos y remover del fuego. Colar y dejar a un lado.

Precalentar el aceite en una sartén mediana a fuego medio/alto. Añadir las cebollas e hinojo. Cocinar por 3 minutos, o hasta que las cebollas trasluzcan.

Agregar los frijoles lima y caldo de pollo. Revolver bien y cocinar por 2 minutos. Añadir la espinaca. Reducir el fuego al mínimo y tapar. Cocinar 5 minutos más.

Agregar el vinagre balsámico y rociar con sal y pimienta. Remover del fuego y transferir a un plato. Servir con cebollines.

Información nutricional por porción: Kcal: 189, Proteínas: 7.4g, Carbohidratos: 23.6g, Grasas: 8g

52.   Sopa de Salvia

Ingredientes:

2 tazas de salvia fresca, picada

1 cebolla mediana, picada

1 cucharada de harina común

1 taza de caldo de hueso

1 cucharadita de pimienta cayena, molida

½ cucharadita de polvo de ajo

2 cucharadas de aceite de oliva

½ taza de crema agria

Preparación:

Lavar la salvia bajo agua fría. Colar y poner en una olla profunda. Añadir agua hasta cubrir y hervir. Cocinar por 1 minuto y remover del fuego. Colar bien y transferir a una procesadora. Pulsar hasta que esté picada y dejar a un lado.

Precalentar el aceite en una sartén grande a fuego medio/alto. Añadir la cebolla y freír por 3 minutos. Agregar la harina, ajo y ½ taza de agua. Reducir el fuego al mínimo y cocinar por 2 minutos más. Agregar el caldo y 1 taza de agua. Hervir y añadir la salvia. Cocinar por 15 minutos y remover del fuego.

Añadir la crema agria y servir inmediatamente.

Información nutricional por porción: Kcal: 203, Proteínas: 4.7g, Carbohidratos: 16.8g, Grasas: 15.5g

53.   Rosas de Calabacín en Crema

Ingredientes:

1 calabacín grande, en rodajas finas

1 taza de crema agria

½ taza de queso crema

1 taza de perejil fresco, picado

½ taza de cebollas de verdeo, en trozos

1 cucharadita de sal

1 cucharada de eneldo fresco, picado

½ cucharadita de pimienta negra, molida

1 cucharada de aceite de oliva

Preparación:

Lavar el calabacín y cortarlo en rodajas finas. Dejar a un lado.

En un tazón grande, combinar el queso, crema agria, perejil, eneldo, cebollas de verdeo, pimienta y sal. Revolver hasta que esté bien incorporado. Dejar a un lado.

Precalentar el aceite en una sartén grande a fuego

medio/alto. Agregar las rodajas de calabacín y rociar con sal. Cocinar por 2 minutos de cada lado y remover del fuego.

Acomodar las rodajas de calabacín en forma de rosa y ponerlas en la salsa de crema. Decorar con hojas de perejil y refrigerar por 20 minutos antes de servir.

Información nutricional por porción: Kcal: 372, Proteínas: 7.8g, Carbohidratos: 11.2g, Grasas: 34.7g

54.   Tortilla con Pimiento Verde

Ingredientes:

4 pimientos rojos grandes, en trozos

½ taza de Queso feta, en trozos

3 dientes de ajo, aplastados

1 cucharada de perejil fresco, picado

2 cucharadas de aceite de oliva

3 huevos grandes

½ taza de Yogurt griego

2 cucharadas de harina común

½ cucharadita de polvo de hornear

¼ cucharadita de pimienta negra, molida

¼ cucharadita de sal

Preparación:

Precalentar el horno a 375°.

Lavar los pimientos y cortarlos por la mitad. Remover las semillas y cortar en trozos pequeños. Dejar a un lado.

Precalentar 1 cucharada de aceite de oliva en una sartén grande a fuego medio/alto. Añadir el ajo y freír por 1 minuto, y luego agregar los pimientos. Cocinar 3 minutos más, revolviendo ocasionalmente. Remover del fuego y dejar a un lado.

En un tazón grande, combinar los huevos, yogurt, harina y polvo de hornear. Revolver y dejar a un lado.

Engrasar una fuente de hornear pequeña con el aceite restante. Añadir los pimientos y volcar la mezcla de huevo encima.

Llevar al horno por 10 minutos, o hasta que la parte superior espese. Remover del horno y dejar reposar antes de servir.

Información nutricional por porción: Kcal: 318, Proteínas: 15.6g, Carbohidratos: 20.3g, Grasas: 20.8g

55.   Ternera Rostizada con Estragón

Ingredientes:

2 libras de hombro de ternera, atado

2 cucharadas de aceite de oliva

2 dientes de ajo, molidos

2 cebollas grandes, picadas

2 cucharadas de perejil fresco, picado

1 cucharadita de tomillo seco, molido

¼ cucharadita de comino, molido

1 cucharadita de estragón seco

1 cucharadita de sal marina

½ cucharadita de pimienta negra molida fresca

Preparación:

Precalentar el horno a 325°.

Lavar la carne bajo agua fría y secar con papel de cocina. Dejar a un lado.

En un tazón mediano, combinar la sal, pimienta y comino. Revolver bien y frotar sobre la carne. Dejar a un lado.

Precalentar 1 cucharada de aceite de oliva en una sartén grande a fuego medio/alto. Añadir las cebollas y ajo y freír por 3-4 minutos. Agregar el estragón y reducir el fuego al mínimo. Cocinar 10 minutos más y remover del fuego.

Precalentar el aceite restante en una fuente para horno grande a fuego medio/alto. Añadir la carne y cocinar por 10 minutos. Agregar la mezcla de estragón y rociar con perejil y tomillo.

Cubrir la fuente y llevar al horno por 25-30 minutos.

Remover del horno y quitar la grasa de los jugos de cocción. Cortar la carne en trozos de ½ pulgada de espesor y rociar con el jugo de cocción.

Servir inmediatamente.

Información nutricional por porción: Kcal: 551, Proteínas: 82.1g, Carbohidratos: 8.1g, Grasas: 19.3g

56. Batido de Ananá y Banana

Ingredientes:

1 taza de ananá, en lata con su jugo

1 banana grande, en trozos

1 taza de Yogurt griego

1 cucharadita de extracto de vainilla

2 cucharadas de jugo de limón, recién exprimido

Preparación:

Pelar la banana y trozarla. Transferir a una licuadora. Añadir el ananá, yogurt, vainilla y jugo de limón.

Pulsar hasta que esté cremoso y transferir a vasos. Añadir hielo o refrigerar 15 minutos antes de servir.

Puede cubrir con frutas a elección, como cerezas.

Información nutricional por porción: Kcal: 186, Proteínas: 11.3g, Carbohidratos: 30.9g, Grasas: 2.4g

57.   Ensalada de Espinaca y Tomate con Vinagreta de Ajo

Ingredientes:

2 tomates grandes, en trozos

1 taza de espinaca fresca, en trozos

1 pimiento rojo grande, en trozos

1 cebolla morada pequeña, en rodajas

4 dientes de ajo, picados

1 cucharada de vinagre de vino tinto

2 cucharadas de aceite de oliva

½ cucharadita de sal

½ cucharadita de pimienta negra, molida

Preparación:

Lavar los tomates y trozarlos. Poner en un tazón grande y dejar a un lado.

Lavar la espinaca bajo agua fría y trozarla. Añadirla al tazón y dejar a un lado.

Lavar el pimiento y cortarlo por la mitad. Remover las

semillas y trozar. Dejar a un lado.

Pelar la cebolla y cortar en rodajas finas. Llevar a un tazón pequeño y remojar en agua salada por 3 minutos, para reducir la amargura. Colar levemente y añadirla al tazón mayor.

En una cacerola pequeña, combinar el ajo y 4 cucharadas de agua. Hervir y reducir el fuego al mínimo. Cocinar por 5 minutos, hasta que se reduzca. Remover del fuego y quitar el ajo. Transferir a un tazón pequeño y agregar el vinagre, aceite de oliva, sal y pimienta. Revolver y dejar reposar por 15 minutos.

Añadir el aderezo de ajo a la ensalada. Sacudir para combinar y servir inmediatamente.

Información nutricional por porción: Kcal: 201, Proteínas: 3.5g, Carbohidratos: 17.8g, Grasas: 14.7g

58. Ternera con Frijoles Verdes

Ingredientes:

1 libra de ternera magra, en trozos pequeños

1 libra de frijoles verdes, en trozos de 1 pulgada

3 cucharadas de aceite de oliva

1 cebolla mediana, picada

2 dientes de ajo, picados

1 taza de caldo de hueso

½ cucharadita de tomillo seco, molido

½ cucharadita de sal

¼ cucharadita de pimienta negra, molida

Preparación:

Lavar la carne bajo agua fría y secar con papel de cocina. Trozar y dejar a un lado.

Usando un colador grande, lavar y colar los frijoles. Cortar en piezas pequeñas y poner en una cacerola grande. Añadir 3 tazas de agua y hervir. Cocinar por 10 minutos y remover del fuego. Colar bien y dejar a un lado.

Precalentar el aceite en una cacerola grande a fuego medio/alto. Añadir las cebollas y freír por 4 minutos. Agregar los trozos de carne y el ajo. Rociar con sal, pimienta y tomillo. Cocinar 7-10 minutos, o hasta que la carne dore. Revolver ocasionalmente.

Añadir el caldo y los frijoles. Reducir el fuego al mínimo y cocinar por 5-7 minutos, revolviendo constantemente. Remover del fuego y transferir a platos.

Rociar con perejil fresco.

Información nutricional por porción: Kcal: 355, Proteínas: 35.1g, Carbohidratos: 11.3g, Grasas: 19.2g

59.   Caballa Marinada Grillada

Ingredientes:

1 libra de filetes de caballa

1 taza de arroz negro

1 taza de aceite de oliva

½ cucharadita de mejorana seca, molida

½ cucharadita de romero fresco, picado

2 dientes de ajo, aplastados

¼ cucharadita de pimentón ahumado

2 cucharadas de jugo de limón, recién exprimido

½ cucharadita de cúrcuma, molida

½ cucharadita de sal marina

½ cucharadita de pimienta negra molida fresca

Preparación:

Lavar los filetes y secar con papel de cocina. Dejar a un lado.

Poner el arroz en una olla profunda. Añadir 2 tazas de agua y hervir. Reducir el fuego al mínimo y añadir la cúrcuma.

Cocinar por 15 minutos, o hasta que el agua evapore casi por completo. Remover del fuego y espumar con un tenedor. Dejar a un lado.

En un tazón grande, combinar el aceite, mejorana, romero, ajo, pimentón, jugo de limón, sal y pimienta. Mezclar hasta que esté bien incorporado y remojar el pescado en esta marinada por 30 minutos, en la nevera.

Precalentar el grill a temperatura media/alta. Poner los filetes en el grill y cocinar por 4-5 minutos de cada lado.

Remover del grill y transferir a un plato. Añadir el arroz y servir inmediatamente.

Información nutricional por porción: Kcal: 754, Proteínas: 41.1g, Carbohidratos: 49.9g, Grasas: 42.8g

60.   Pozole Mexicano

Ingredientes:

1 libra de carne magra, en cubos

1 taza de frijoles secos

1 taza de tomates, en cubos

1 cucharada de pasta de tomate

1 cebolla mediana, picada

1 diente de ajo, picado

¼ taza de cilantro fresco, picado

1 cucharada de aceite de oliva

½ cucharadita de sal

¼ cucharadita de pimienta negra molida fresca

Preparación:

Lavar la carne bajo agua fría y secar con papel de cocina. Cortar en trozos pequeños y poner en un tazón mediano. Frotar con sal y pimienta, y dejar a un lado.

Precalentar el aceite en una olla profunda a fuego medio/alto. Añadir los trozos de carne y cocinar por 10 minutos. Reducir el fuego al mínimo y agregar las cebollas, ajo y cilantro. Añadir agua hasta cubrir y hervir. Agregar los tomates, pasta de tomate y frijoles secos. Tapar y cocinar por 35-40 minutos, revolviendo ocasionalmente. Añadir más agua de ser necesario. Remover del fuego y servir caliente.

Información nutricional por porción: Kcal: 364, Proteínas: 47.8g, Carbohidratos: 9.9g, Grasas: 14.4g

61.   Pollo con Salsa de Champiñones

Ingredientes:

1 pollo entero, de 2 libras

1 taza de champiñones, en rodajas

½ taza de chalotes, picados

3 dientes de ajo, molidos

½ taza de aceitunas verdes, sin carozo

½ taza de vino blanco

1 cucharadita de sal

½ cucharadita de pimienta negra, molida

Preparación:

Precalentar el horno a 350°.

Dividir el pollo con un cuchillo. Cortar en 2 mitades y poner la parte de la pechuga hacia arriba. Presionar levemente y aplastar con la palma de la mano. Rociar con sal y pimienta.

Engrasar una fuente de hornear grande y poner el pollo en ella. Llevar al horno por 40-45 minutos.

Mientras tanto, combinar los champiñones, chalotes, ajo,

aceitunas, sal y pimienta. Revolver hasta que se incorpore bien. Remover el pollo del horno y transferir a un plato. Añadir la mezcla de pollo y esparcir en la fuente de hornear. Rociar con vino. Retornar el pollo a la fuente y llevar al horno por 40 minutos más.

Cortar el pollo en porciones y verter los champiñones encima. Servir caliente.

Información nutricional por porción: Kcal: 396, Proteínas: 67.1g, Carbohidratos: 6.1g, Grasas: 7.5g

62. Jugo de Granada y Manzana

Ingredientes:

1 granada grande, sin piel

1 manzana mediana, sin centro

1 limón mediano, sin piel

5 rábanos pequeñas, recortadas y en trozos

¼ cucharadita de jengibre, molido

¼ cucharadita de canela molida

Preparación:

Pelar la granada y dividirla en gajos. Dejar a un lado.

Lavar la manzana y cortarla por la mitad. Remover el centro y trozar. Dejar a un lado.

Pelar el limón y cortarlo por la mitad. Dejar a un lado. Lavar los rábanos y recortar las partes verdes. Trozar y dejar a un lado.

Combinar la granada, manzana, limón, rábanos, jengibre y canela en una licuadora, y pulsar hasta que esté bien líquido. Transferir a vasos y añadir 4 cucharadas de agua. Revolver y agregar cubos de hielo antes de servir.

Información nutricional por porción: Kcal: 244, Proteínas: 3.5g, Carbohidratos: 64.2g, Grasas: 1g

63. Tortillas de Pollo Cremoso

Ingredientes:

1 libra de pechugas de pollo, sin piel ni hueso

½ taza de queso cheddar

¼ taza de crema agria

1 pimiento rojo grande, en trozos

¼ cucharadita de ají picante, molido

¼ cucharadita de pimienta verde, molida

½ cucharadita de sal

1 cucharada de aceite de oliva

5 tortillas de trigo integral

Preparación:

Lavar el pollo y secar con papel de cocina. Trozar y dejar a un lado.

Lavar el pimiento y cortarlo por la mitad. Remover las semillas y trozar en piezas pequeñas. Dejar a un lado.

Precalentar el aceite en una cacerola grande a fuego medio/alto. Añadir el pollo y rociar con sal y pimienta.

Cocinar por 5-7 minutos. Remover el pollo de la cacerola y añadir los pimientos. Cocinar por 3-4 minutos. Rociar con pimienta verde, ají y una pizca de sal. Revolver y agregar el pollo. Cocinar por 1 minuto y reducir el fuego al mínimo. Añadir la crema agria y queso.

Cocinar 2 minutos más y remover del fuego.

Verter la mezcla en tortillas y enrollar. Servir inmediatamente.

Información nutricional por porción: Kcal: 441, Proteínas: 34.7g, Carbohidratos: 29.5g, Grasas: 20.7g

64.   Avena con Frutilla y Banana

Ingredientes:

1 taza de frutillas frescas, en trozos

1 banana mediana, en rodajas

1 cucharada de semillas de chía

2 cucharadas de jugo de limón, recién exprimido

1 taza de copos de avena

1 taza de leche

1 cucharada de miel, cruda

Preparación:

En una olla mediana, combinar los copos de avena y leche. Revolver bien y hervir. Remover del fuego y espumar con un tenedor. Dejar reposar por 10 minutos.

Mientras tanto, lavar las frutillas y trozarlas. Poner en un tazón mediano y dejar a un lado.

Pelar la banana y cortarla en rodajas finas. Añadirla al tazón con frutillas y rociar con jugo de limón. Dejar reposar por 3 minutos.

Agregar las frutillas y banana a la avena. Cubrir con semillas de chía y refrigerar 10 minutos antes de servir.

Información nutricional por porción: Kcal: 405, Proteínas: 13.8g, Carbohidratos: 66.9g, Grasas: 10.5g

65.   Sopa Crema de Zapallo

Ingredientes:

2 zapallos ancos medianos

4 tazas de caldo de pollo

3 dientes de ajo, picados

3 cucharadas de aceite de oliva

2 cucharadas de jugo de lima, recién exprimido

1 cebolla mediana, trozada

½ taza de crema agria

1 cucharadita de pimienta negra, molida

½ cucharadita de sal

Preparación:

Precalentar el horno a 350°.

Cortar el zapallo por la mitad y remover las semillas. Poner en una fuente de hornear y dejar a un lado.

Pelar la cebolla y cortar en trozos grandes. Esparcir sobre el zapallo.

En un tazón pequeño, combinar el aceite de oliva y ajo. Rociar sobre el zapallo. Llevar al horno por 40-45 minutos. Remover del horno y dejar enfriar completamente.

Transferir a una cacerola grande y añadir los ingredientes restantes.

Tapar y cocinar por 15 minutos al mínimo. Transferir a una procesadora y pulsar hasta que esté cremoso.

Añadir la crema agria y recalentar. Rociar con más sal y pimienta de ser necesario. Servir caliente.

Información nutricional por porción: Kcal: 294, Proteínas: 8g, Carbohidratos: 28.9g, Grasas: 18.2g

66. Ensalada de Apio y Pera

Ingredientes:

2 tallos de apio medianos, en trozos

2 peras grandes, sin centro y en rodajas

¼ taza de ciruelas, en trozos

2 naranjas grandes, sin piel y en gajos

½ taza de Yogurt griego

2 cucharadas de jugo de limón, recién exprimido

½ cucharadita de sal

Preparación:

Lavar los tallos de apio y trozarlo. Dejar a un lado.

Lavar las peras y cortar por la mitad. Remover el centro y trozarlas. Dejar a un lado.

Pelar las naranjas y dividirlas en gajos. Dejar a un lado.

En un tazón pequeño, combinar el jugo de limón, yogurt griego y sal. Revolver y dejar reposar.

En un tazón de ensalada grande, combinar el apio, peras, naranjas y ciruelas. Revolver y rociar con el aderezo preparado previamente.

Sacudir para cubrir y refrigerar por 15 minutos antes de servir.

Información nutricional por porción: Kcal: 306, Proteínas: 8.4g, Carbohidratos: 70.6g, Grasas: 1.8g

67. Portobellos Rellenos de Camarón

Ingredientes:

6 champiñones Portobello

4 onzas de camarones, limpios

2 cucharadas de Queso parmesano, rallado

1 cucharadita de pimentón ahumado molido

1 diente de ajo, molido

1 cucharada de aceite de oliva

½ cucharadita de Salsa Worcestershire

½ cucharadita de sal

Preparación:

Precalentar el horno a 350°.

Lavar los champiñones y remover las ramas. Ponerlas en una fuente de hornear con el fondo hacia arriba. Dejar a un lado.

Limpiar y remover las vainas de los camarones. Lavar bajo agua fría y secar con papel de cocina. Poner en un tazón mediano y dejar a un lado.

Picar el ajo y añadirlo a los camarones. Rociar con pimentón ahumado y revolver. Dejar a un lado.

Precalentar el aceite en una cacerola mediana a fuego medio/alto. Añadir la mezcla de camarones y cocinar por 4-5 minutos, revolviendo ocasionalmente. Remover del fuego y rellenar los champiñones con la mezcla.

Rociar con parmesano y llevar al horno por 5 minutos.

Remover del fuego y servir inmediatamente.

Información nutricional por porción: Kcal: 239, Proteínas: 26.7g, Carbohidratos: 11.7g, Grasas: 11.1g

68.   Tilapia Crujiente

Ingredientes:

1 libra de filetes de tilapia

1 cucharada de albahaca fresca, picada

1 taza de maíz

2 cucharadas de harina común

2 huevos grandes

4 cucharadas de Queso parmesano, rallado

½ cucharadita de sal

¼ cucharadita de pimienta negra, molida

2 cucharadas de jugo de limón, recién exprimido

1 cucharada de aceite de oliva

Preparación:

Precalentar el horno a 450°. Engrasar una fuente de hornear con aceite de oliva y dejar a un lado.

Lavar los filetes bajo agua fría y secar con papel de cocina. Cortar en rodajas finas y dejar a un lado.

En un tazón grande, combinar el maíz, harina y queso. Dejar a un lado.

Batir los huevos en un tazón mediano hasta que esté espumoso. Dejar a un lado.

Cubrir los filetes con el huevo y luego la mezcla de harina. Esparcir en la fuente preparada antes y llevar al horno.

Hornear por 15-20 minutos, hasta que esté crujiente. Remover del fuego y servir con puré de batata o vegetales al vapor.

Información nutricional por porción: Kcal: 662, Proteínas: 63.4g, Carbohidratos: 54.8g, Grasas: 22.4g

69.   Gachas con Mango y Damasco

Ingredientes:

2 mangos grandes, sin piel y en trozos

2 damascos medianos, en trozos pequeños

½ taza de leche descremada

½ taza de crema

1 cucharada de miel

2 cucharadas de almendras

1 cucharada de jugo de naranja, recién exprimido

Preparación:

Pelar los mangos y trozar. Poner en una procesadora y añadir jugo de naranja y miel. Pulsar hasta que esté bien combinado y transferir a un tazón mediano. Dejar a un lado.

Lavar los damascos y cortarlos por la mitad. Remover el carozo y trozarlos. Añadir al tazón con el mango, junto con la leche y crema. Revolver y cubrir con almendras.

Refrigerar por 15 minutos antes de servir.

Información nutricional por porción: Kcal: 349, Proteínas: 7.1g, Carbohidratos: 69.4g, Grasas: 7.9g

JUGOS

1.   Jugo de Melón y Zanahoria

Ingredientes:

1 gajo de melón dulce grande

2 zanahorias grandes

1 alcachofa grande

1 pomelo grande

1 nudo de jengibre pequeño, 1 pulgada

2 onzas de agua

Preparación:

Cortar el melón dulce por la mitad. Remover las semillas, cortar un gajo y pelarlo. Trozar y poner en un tazón. Refrigerar el resto.

Lavar las zanahorias y cortar en rodajas gruesas. Dejar a un lado.

Recortar las capas marchitas de la alcachofa. Trozar y dejar a un lado.

Pelar el pomelo y dividirlo en gajos. Dejar a un lado.

Pelar el nudo de jengibre y dejar a un lado.

Procesar la alcachofa, pomelo, melón dulce, zanahorias y jengibre en una juguera.

Transferir a vasos y añadir el agua. Agregar hielo y servir inmediatamente.

Información nutricional por porción: Kcal: 230, Proteínas: 9.5g, Carbohidratos: 72.6g, Grasas: 1.1g

2.   Jugo de Albahaca y Pepino

Ingredientes:

1 taza de albahaca, en trozos

1 taza de pepino, en rodajas

1 alcachofa mediana, en trozos

1 lima entera, sin piel

2 onzas de agua

Preparación:

Lavar la albahaca bajo agua fría. Colar y romper con las manos. Dejar a un lado.

Lavar el pepino y cortar en rodajas finas. Rellenar un vaso medidor y reservar el resto en la nevera.

Recortar las hojas externas de la alcachofa. Lavar y trozar. Dejar a un lado.

Pelar la lima y cortarla por la mitad. Dejar a un lado.

Combinar la alcachofa, albahaca, pepino y lima en una juguera, y pulsar. Transferir a un vaso y añadir el agua.

Refrigerar 5 minutos antes de servir.

Información nutricional por porción: Kcal: 53, Proteínas: 5.5g, Carbohidratos: 19.6g, Grasas: 0.4g

3.   Jugo de Espárragos y Verdes de Ensalada

Ingredientes:

1 tomate mediano, en trozos

1 taza de espárragos, recortados y en trozos

1 taza de verdes de ensalada, en trozos

1 taza de espinaca, en trozos

¼ cucharadita de sal

1 rama de romero

Preparación:

Lavar los espárragos y recortar las puntas. Trozar y rellenar un vaso medidor. Dejar a un lado.

Combinar los verdes de ensalada y espinaca en un colador grande. Lavar bajo agua fría y colar. Trozar y dejar a un lado.

Lavar el tomate y ponerlo en un tazón pequeño. Trozar y reservar el jugo. Dejar a un lado.

Combinar los espárragos, verdes de ensalada, tomate y espinaca en una juguera, y pulsar. Transferir a un vaso y añadir el jugo de tomate y sal. Rociar con romero.

Puede agregar albahaca para más sabor.

Servir inmediatamente.

Información nutricional por porción: Kcal: 66, Proteínas: 11.2g, Carbohidratos: 19.6g, Grasas: 1.5g

4.   Jugo de Kiwi y Manzana

Ingredientes:

1 kiwi entero, sin piel

1 manzana Granny Smith pequeña, sin centro

1 taza de mango, en trozos

1 nudo de jengibre pequeño, sin piel

2 onzas de agua de coco

Preparación:

Pelar el kiwi y cortarlo por la mitad. Dejar a un lado.

Lavar la manzana y cortarla por la mitad. Remover el centro y trozar. Dejar a un lado.

Pelar el mango y trozarlo. Rellenar un vaso medidor y reservar el resto.

Pelar el nudo de jengibre y trozar. Dejar a un lado.

Combinar el mango, kiwi, manzana y jengibre en una juguera, y pulsar. Transferir a un vaso y añadir el agua de coco. Agregar hielo picado y servir inmediatamente.

Información nutricional por porción: Kcal: 196, Proteínas: 2.8g, Carbohidratos: 55.5g, Grasas: 1.3g

5.   Jugo de Apio y Ciruela

Ingredientes:

1 taza de apio, en trozos

1 ciruela entera, sin carozo y en trozos

1 manzana Dorada Deliciosa pequeña, sin centro

1 taza de cerezas

¼ cucharadita de canela molida

2 cucharadas de agua de coco

Preparación:

Lavar y recortar el apio. Trozar y dejar a un lado.

Lavar la ciruela y cortarla por la mitad. Remover el carozo y trozar. Dejar a un lado.

Lavar la manzana y cortarla por la mitad. Remover el centro y trozar. Dejar a un lado.

Lavar las cerezas usando un colador. Colar y cortarlas por la mitad. Remover los carozos y dejar a un lado.

Combinar el apio, ciruela, manzana y cerezas en una juguera, y pulsar. Transferir a un vaso y añadir la canela y agua de coco.

Agregar hielo picado y servir inmediatamente.

Información nutricional por porción: Kcal: 182, Proteínas: 3.1g, Carbohidratos: 52.7g, Grasas: 0.8g

6.   Jugo de Calabaza y Calabacín

Ingredientes:

1 taza de calabaza naranja, en trozos

1 taza de zapallo calabaza, en trozos

1 calabacín grande

1 taza de calabaza, en trozos

1 zanahoria grande

¼ cucharadita de nuez moscada molida

¼ cucharadita de sal

2 onzas de agua

Preparación:

Pelar la calabaza naranja y remover las semillas. Cortar en cubos y reservar el resto en la nevera.

Lavar el zapallo calabaza y cortarlo por la mitad. Remover las semillas, trozar y dejar a un lado. Reservar el resto.

Pelar el calabacín y cortarlo por la mitad. Remover las semillas y trozar. Dejar a un lado.

Pelar la calabaza y cortarla por la mitad. Remover las

semillas. Cortar un gajo grande y pelarlo. Trozar y dejar a un lado. Reservar el resto.

Lavar la zanahoria y cortar en rodajas gruesas. Dejar a un lado.

Procesar la calabaza naranja, zapallo calabaza, calabacín, calabaza y zanahoria en una juguera.

Transferir a un vaso y añadir la sal Himalaya y agua. Refrigerar 5 minutos antes de servir.

Información nutricional por porción: Kcal: 163, Proteínas: 8.4g, Carbohidratos: 45.8g, Grasas: 1.8g

## 7.	Jugo de Zanahoria y Pimiento

Ingredientes:

1 zanahoria grande

1 pimiento rojo grande

1 taza de coliflor, en trozos

1 naranja grande

1 taza de col rizada fresca, en trozos

¼ cucharadita de Sal Himalaya

3 onzas de agua

Preparación:

Lavar la zanahoria y cortar en rodajas gruesas. Dejar a un lado.

Lavar el pimiento rojo y cortarlo por la mitad. Remover las semillas y trozar. Dejar a un lado.

Recortar las hojas externas de la coliflor. Lavar y trozar, y rellenar un vaso medidor. Reservar el resto en la nevera.

Pelar la naranja y dividir en gajos. Dejar a un lado.

Lavar la col rizada y romper con las manos. Dejar a un lado.

Procesar la zanahoria, pimiento rojo, coliflor, naranja y col rizada en una juguera. Transferir a un vaso y añadir la sal y agua.

Refrigerar 5 minutos antes de servir.

Información nutricional por porción: Kcal: 169, Proteínas: 8.9g, Carbohidratos: 49.6g, Grasas: 1.8g

8.   Jugo de Manzana y Pepino

Ingredientes:

1 manzana Granny Smith grande

1 pepino grande

1 hinojo grande

1 rama de romero

¼ cucharadita de Sal Himalaya

2 onzas de agua

Preparación:

Lavar la manzana y remover el centro. Trozar y dejar a un lado.

Lavar el pepino y trozar. Dejar a un lado.

Lavar el bulbo de hinojo y recortar las capas marchitas. Trozar y dejar a un lado.

Procesar el hinojo, manzana y pepino en una juguera. Transferir a un vaso y añadir la sal Himalaya y agua. Rociar con romero y refrigerar 10 minutos antes de servir.

Información nutricional por porción: Kcal: 179, Proteínas: 5.7g, Carbohidratos: 56g, Grasas: 1.2g

9.   Jugo de Zanahoria y Manzana

Ingredientes:

3 zanahorias grandes

1 manzana verde grande, sin centro

1 naranja grande

1 taza de sandía, en cubos

1 taza de uvas verdes

1 nudo de jengibre pequeño, 1 pulgada

Preparación:

Lavar las zanahorias y cortar en rodajas gruesas. Dejar a un lado.

Lavar la manzana y remover el centro. Trozar y dejar a un lado.

Pelar la naranja y dividir en gajos. Dejar a un lado.

Cortar la sandía por la mitad. Para una taza, necesitará un gajo grande. Pelarlo y trozarlo. Remover las semillas y dejar a un lado. Reservar el resto.

Lavar las uvas bajo agua fría. Colar y dejar a un lado.

Pelar el nudo de jengibre y dejar a un lado.

Combinar las zanahorias, manzana, naranja, sandía, uvas y jengibre en una juguera, y pulsar.

Transferir a un vaso y añadir hielo antes de servir.

Información nutricional por porción: Kcal: 335, Proteínas: 6.2g, Carbohidratos: 98g, Grasas: 1.7g

10.   Jugo de Puerro y Lima

Ingredientes:

1 puerro entero, en trozos

1 lima entera, sin piel

1 naranja grande, sin piel

1 manzana verde pequeña, sin centro

Preparación:

Lavar el puerro y trozar. Dejar a un lado.

Pelar el limón y lima. Cortar cada fruta por la mitad y dejar a un lado.

Pelar la naranja y dividirla en gajos. Cortar cada gajo por la mitad y dejar a un lado.

Lavar la manzana y cortarla por la mitad. Remover el centro y trozar. Dejar a un lado.

Combinar el limón, puerro, lima, naranja y manzana en una juguera, y pulsar. Transferir a un vaso y refrigerar 15 minutos antes de servir.

Información nutricional por porción: Kcal: 205, Proteínas: 4.5g, Carbohidratos: 62.9g, Grasas: 0.9g

11.   Jugo de Ananá y Frambuesa

Ingredientes:

1 taza de trozos de ananá

1 taza de frambuesas

1 mango grande

1 naranja grande

2 onzas de agua de coco

Preparación:

Cortar la parte superior del ananá y pelarlo. Trozar y reservar el resto en la nevera.

Poner las frambuesas en un colador y lavar bajo agua fría. Colar y dejar a un lado.

Lavar el mango y trozar. Dejar a un lado.

Pelar la naranja y dividirla en gajos. Dejar a un lado.

Combinar el ananá, frambuesas, mango y naranja en una juguera, y pulsar. Transferir a un vaso y añadir el agua de coco.

Agregar hielo y servir inmediatamente.

Información nutricional por porción: Kcal: 353, Proteínas: 6.8, Carbohidratos: 108g, Grasas: 2.5g

12.   Jugo de Moras y Kiwi

Ingredientes:

1 taza de moras

2 kiwi enteros, sin piel

1 taza de cantalupo, en trozos

1 manzana verde pequeña, sin centro

¼ cucharadita de jengibre, molido

Preparación:

Poner las moras en un colador. Lavar bajo agua fría y colar. Dejar a un lado.

Pelar el kiwi y cortarlo por la mitad. Dejar a un lado.

Cortar el cantalupo por la mitad. Remover las semillas y cortar un gajo grande. Pelar y trozar. Reservar el resto en la nevera.

Lavar la manzana y cortarla por la mitad. Remover el centro y trozar. Dejar a un lado.

Combinar el cantalupo, moras, kiwi y manzana en una juguera, y pulsar. Transferir a un vaso y añadir el jengibre.

Agregar algunos cubos de hielo y servir inmediatamente.

Información nutricional por porción: Kcal: 181, Proteínas: 4.7g, Carbohidratos: 56.3g, Grasas: 1.6g

13.   Jugo de Pepino y Frutilla

Ingredientes:

1 taza de pepino, en rodajas

1 taza de frutillas, en trozos

1 taza de arándanos

1 taza de menta fresca, en trozos

1 zanahoria grande, en rodajas

¼ cucharadita de canela molida

Preparación:

Lavar el pepino y cortar en rodajas finas. Rellenar un vaso medidor y reservar el resto en la nevera.

Lavar las frutillas y remover las hojas. Trozar y dejar a un lado.

Lavar los arándanos usando un colador pequeño. Colar y dejar a un lado.

Lavar la menta bajo agua fría. Colar y trozar. Dejar a un lado.

Lavar y pelar la zanahoria. Cortar en rodajas finas y dejar a un lado.

Combinar el pepino, frutillas, arándanos, menta y zanahoria en una juguera. Pulsar.

Transferir a un vaso y añadir la canela. Agregar hielo picado y servir inmediatamente.

Información nutricional por porción: Kcal: 141, Proteínas: 4g, Carbohidratos: 45g, Grasas: 1.3g

14.   Jugo de Melón Dulce y Berro

Ingredientes:

1 gajo de melón dulce grande

1 taza de berro, en trozos

1 alcachofa grande

1 manzana verde grande, sin centro

1 taza de verdes de mostaza, en trozos

2 onzas de agua

¼ cucharadita de néctar de agave

Preparación:

Cortar el melón dulce por la mitad. Remover las semillas, cortar un gajo grande y pelarlo. Trozar y poner en un tazón. Reservar el resto en la nevera.

Combinar el berro y verdes de mostaza en un colador, y lavar bajo agua fría. Colar y dejar a un lado.

Recortar las hojas externas de la alcachofa. Trozar y dejar a un lado.

Lavar la manzana y remover el centro. Trozar y dejar a un lado.

Procesar el melón dulce, berro, alcachofa, manzana y verdes de mostaza en una juguera. Transferir a un vaso y añadir el agua y néctar de agave.

Agregar hielo y servir inmediatamente.

Información nutricional por porción: Kcal: 261, Proteínas: 9.4g, Carbohidratos: 79.6g, Grasas: 1.1g

15. Jugo de Col Rizada y Naranja

Ingredientes:

1 taza de col rizada, en trozos

1 naranja grande, sin piel

1 taza de ananá, en trozos

1 taza de mango, en trozos

1 nudo de jengibre pequeño, en trozos

Preparación:

Lavar la col rizada bajo agua fría. Colar y trozar. Dejar a un lado.

Pelar la naranja y dividirla en gajos. Cortar cada gajo por la mitad y dejar a un lado.

Cortar la parte superior del ananá. Pelar y trozar. Rellenar un vaso medidor y reservar el resto.

Pelar el mango y trozar. Rellenar un vaso medidor y reservar el resto. Dejar a un lado.

Pelar el nudo de jengibre y trozar. Dejar a un lado.

Combinar el ananá, mango, col rizada, naranja y jengibre en una juguera, y pulsar. Transferir a un vaso y refrigerar

15 minutos antes de servir.

Información nutricional por porción: Kcal: 258, Proteínas: 6.9g, Carbohidratos: 74.9g, Grasas: 1.7g

16.   Jugo de Tomate y Albahaca

Ingredientes:

2 tomates Roma medianos, en trozos

1 taza de albahaca fresca, en trozos

1 taza de calabaza, en cubos

1 pepino grande

¼ cucharadita de orégano seco

½ cucharadita de sal marina

2 onzas de agua

Preparación:

Lavar los tomates y ponerlos en un tazón. Cortar en cuartos y reservar el jugo. Dejar a un lado.

Lavar la albahaca bajo agua fría. Romper con las manos y dejar a un lado.

Pelar la calabaza y cortarla por la mitad. Remover las semillas. Cortar un gajo grande y pelarlo. Trozar y dejar a un lado. Reservar el resto.

Lavar el pepino y cortarlo en rodajas gruesas. Dejar a un lado.

Procesar los tomates, albahaca, calabaza y pepino en una juguera. Transferir a un vaso y añadir el orégano, sal, agua y jugo de tomate.

Refrigerar 5 minutos antes de servir.

Información nutricional por porción: Kcal: 87, Proteínas: 4.9g, Carbohidratos: 23.9g, Grasas: 0.9g

17.   Jugo de Durazno y Ciruela

Ingredientes:

1 durazno grande, en trozos

1 ciruela entera, en trozos

1 taza de mango, en trozos

1 manzana Roja Deliciosa pequeña, sin centro

1 onza de agua de coco

Preparación:

Lavar el durazno y cortarlo por la mitad. Remover el carozo y trozar. Dejar a un lado.

Lavar la ciruela y cortarla por la mitad. Remover el carozo y trozar. Dejar a un lado.

Pelar el mango y cortarlo en cubos. Rellenar un vaso medidor y reservar el resto.

Lavar la manzana y cortarla por la mitad. Remover el centro y trozar. Dejar a un lado.

Combinar el durazno, ciruela, mango y manzana en una juguera, y pulsar. Transferir a un vaso y añadir el agua de coco.

Agregar hielo y servir inmediatamente.

Información nutricional por porción: Kcal: 252, Proteínas: 3.8g, Carbohidratos: 71.1g, Grasas: 1.6g

18.   Jugo de Puerro y Verdes de Remolacha

Ingredientes:

2 puerros grandes, en trozos

1 taza de verdes de remolacha, en trozos

1 taza de brócoli

1 taza de rúcula, en trozos

1 taza de verdes de ensalada, en trozos

1 pepino grande

1 lima grande

Un puñado de espinaca, en trozos

Preparación:

Lavar los puerros y trozarlos. Dejar a un lado.

Combinar la rúcula, verdes de remolacha, verdes de ensalada y espinaca en un colador. Lavar bajo agua fría y romper con las manos.

Lavar el brócoli y trozar. Dejar a un lado.

Lavar el pepino y cortarlo en rodajas gruesas. Dejar a un lado.

Pelar la lima y cortarla por la mitad. Dejar a un lado.

Procesar la rúcula, verdes de remolacha, verdes de ensalada, espinaca, puerros, brócoli, pepino y lima en una juguera. Transferir a vasos y refrigerar 30 minutos antes de servir.

Información nutricional por porción: Kcal: 194, Proteínas: 13.1g, Carbohidratos: 55.7g, Grasas: 1.8g

19.   Jugo de Tomate y Cebolla

Ingredientes:

1 tomate mediano, en trozos

½ taza de cebollas de verdeo, en trozos

1 taza de coliflor, en trozos

½ taza de albahaca, en trozos

1 taza de pepino, en rodajas

1 onza de agua

Preparación:

Lavar el tomate y poner en un tazón. Trozar y reservar el jugo. Dejar a un lado.

Lavar las cebollas de verdeo y albahaca. Trozar y dejar a un lado.

Recortar las hojas externas de la coliflor. Lavar y trozar. Rellenar un vaso medidor y reservar el resto. Dejar a un lado.

Lavar el pepino y cortarlo en rodajas finas. Rellenar un vaso medidor y reservar el resto. Dejar a un lado.

Combinar la coliflor, tomate, cebollas de verdeo, albahaca y pepino en una juguera, y pulsar. Transferir a un vaso y añadir el agua.

Servir frío.

Información nutricional por porción: Kcal: 51, Proteínas: 4.4g, Carbohidratos: 13.9g, Grasas: 0.7g

20.   Jugo de Arándanos y Calabacín

Ingredientes:

1 taza de arándanos

1 calabacín mediano, en rodajas

2 tazas de frambuesas

1 nudo de jengibre pequeño, sin piel

1 onza de agua de coco

Preparación:

Combinar las frambuesas y arándanos en un colador grande. Lavar bajo agua fría, colar y dejar a un lado.

Lavar el calabacín y cortar en rodajas finas. Dejar a un lado.

Pelar el nudo de jengibre y trozar. Dejar a un lado.

Combinar las frambuesas, arándanos, calabacín y jengibre en una juguera, y pulsar. Transferir a un vaso y añadir el agua de coco. Agregar hielo picado o refrigerar 15 minutos antes de servir.

Información nutricional por porción: Kcal: 164, Proteínas: 6.5g, Carbohidratos: 58g, Grasas: 2.7g

21. Jugo de Acelga y Coliflor

Ingredientes:

2 tazas de Acelga

1 taza de coliflor, en trozos

3 zanahorias grandes, en rodajas

1 lima grande, sin piel

1 naranja grande, sin piel

1 onza de agua

Preparación:

Lavar la acelga y romper con las manos. Dejar a un lado.

Recortar las hojas externas de la coliflor. Lavar y trozar. Rellenar un vaso medidor y reservar el resto en la nevera.

Lavar las zanahorias y cortar en rodajas gruesas. Dejar a un lado.

Pelar la lima y cortarla por la mitad. Dejar a un lado.

Pelar la naranja y dividir en gajos. Dejar a un lado.

Procesar las zanahorias, acelga, coliflor, lima y naranja en una juguera. Transferir a vasos y añadir el agua.

Agregar hielo y servir inmediatamente.

Información nutricional por porción: Kcal: 173, Proteínas: 7.3g, Carbohidratos: 54g, Grasas: 1.2g

22.   Jugo de Frambuesas y Limón

Ingredientes:

1 taza de frambuesas

1 limón grande

1 pomelo grande

1 lima grande

1 manzana amarilla mediana, sin centro

4 onzas de agua de coco

Preparación:

Poner las frambuesas en un colador y lavar bajo agua fría. Colar y dejar a un lado.

Pelar el limón y lima. Cortar por la mitad y dejar a un lado.

Pelar el pomelo y dividirlo en gajos. Dejar a un lado.

Lavar la manzana y remover el centro. Trozar y dejar a un lado.

Combinar el pomelo, frambuesas, limón, lima y manzana en una juguera, y pulsar. Transferir a vasos y añadir el agua de coco.

Agregar hielo y servir inmediatamente.

Información nutricional por porción: Kcal: 240, Proteínas: 4.6g, Carbohidratos: 76g, Grasas: 1.6g

23. Jugo de Naranja y Espinaca

Ingredientes:

1 naranja grande, sin piel

½ taza de espinaca, en trozos

1 taza de ananá, en trozos

3 brotes de Bruselas, por la mitad

Preparación:

Pelar la naranja y dividirla en gajos. Cortar cada gajo por la mitad y dejar a un lado.

Lavar la espinaca bajo agua fría y romper con las manos. Dejar a un lado.

Cortar la parte superior del ananá, y pelarlo. Cortar en rodajas finas, rellenar un vaso medidor y reservar el resto.

Lavar los brotes de Bruselas y recortar las capas marchitas. Cortarlos por la mitad y dejar a un lado. Combinar la naranja, espinaca, ananá y brotes de Bruselas en una juguera, y pulsar. Transferir a un vaso y refrigerar 15 minutos antes de servir.

Información nutricional por porción: Kcal: 172, Proteínas: 7.9g, Carbohidratos: 52.7g, Grasas: 1.1g

24.   Jugo de Manzana y Jengibre

Ingredientes:

1 manzana Dorada Deliciosa pequeña, sin centro

¼ cucharadita de jengibre, molido

1 taza de espinaca, en trozos

1 gajo mediano de melón dulce

1 taza de frambuesas

Preparación:

Lavar la manzana y cortarla por la mitad. Remover el centro y trozar. Dejar a un lado.

Lavar la espinaca bajo agua fría. Colar y trozar. Dejar a un lado.

Cortar el melón por la mitad. Remover las semillas y lavarlo. Cortar un gajo grande y pelarlo. Trozar y dejar a un lado. Reservar el resto en la nevera.

Poner las frambuesas en un colador y lavar bajo agua fría. Colar y dejar a un lado.

Combinar la espinaca, melón, frambuesas y manzana en una juguera, y pulsar. Transferir a un vaso y añadir el jengibre. Agregar hielo antes de servir.

Información nutricional por porción: Kcal: 142, Proteínas: 4.5g, Carbohidratos: 46.1g, Grasas: 1.4g

25. Jugo de Granada y Naranja

Ingredientes:

1 taza de semillas de granada

1 naranja mediana, en gajos

1 pera grande, en trozos

3 damascos enteros, sin carozo

¼ cucharadita de canela molida

Preparación:

Cortar la parte superior de la granada y deslizar hacia las membranas blancas. Remover las semillas a un vaso medidor y dejar a un lado.

Pelar la naranja y dividirla en gajos. Cortar cada gajo por la mitad y dejar a un lado.

Lavar la pera y cortarla por la mitad. Trozar y dejar a un lado.

Lavar los damascos y cortarlos por la mitad. Remover los carozos y trozar. Dejar a un lado.

Combinar la pera, damascos, semillas de granada y naranja en una juguera. Pulsar. Transferir a un vaso y añadir la canela.

Refrigerar 5 minutos antes de servir.

Información nutricional por porción: Kcal: 253, Proteínas: 4.9g, Carbohidratos: 78.3g, Grasas: 1.9g

26. Jugo de Apio y Manzana

Ingredientes:

1 taza de apio, en trozos

1 manzana mediana, sin centro

1 taza de batatas, en cubos

1 naranja mediana, sin piel

1 cucharada de menta fresca, en trozos

Preparación:

Lavar el apio y trozar. Dejar a un lado.

Lavar la manzana y cortarla por la mitad. Remover el centro y trozar. Dejar a un lado.

Pelar la batata y cortarla en cubos. Rellenar un vaso medidor y reservar el resto. Dejar a un lado.

Pelar la naranja y dividirla en gajos. Cortar cada gajo por la mitad y dejar a un lado.

Combinar las batatas, apio, manzana y naranja en una juguera. Pulsar. Transferir a un vaso y rociar con menta.

Agregar hielo picado y servir inmediatamente.

Información nutricional por porción: Kcal: 236, Proteínas: 4.7g, Carbohidratos: 67.8g, Grasas: 0.7g

27.   Jugo de Alcachofa y Pepino

Ingredientes:

1 alcachofa grande, en trozos

1 taza de pepino, en rodajas

2 tazas de Brotes de Bruselas, por la mitad

¼ cucharadita de cúrcuma, molida

¼ cucharadita de jengibre, molido

2 onzas de agua

Preparación:

Recortar las hojas externas de la alcachofa. Trozar y dejar a un lado.

Lavar el pepino y cortar en rodajas finas. Rellenar un vaso medidor y reservar el resto en la nevera.

Lavar los brotes de Bruselas y recortar las capas externas. Cortar cada brote por la mitad y rellenar los vasos medidores. Dejar a un lado.

Combinar los brotes de Bruselas, alcachofa y pepino en una juguera, y pulsar. Transferir a un vaso y añadir el jengibre, cúrcuma y agua.

Refrigerar 15 minutos antes de servir.

Información nutricional por porción: Kcal: 98, Proteínas: 11.6g, Carbohidratos: 34.7g, Grasas: 0.8g

28. Jugo de Banana y Frutilla

Ingredientes:

1 banana grande, en rodajas

½ taza de frutillas, en trozos

1 taza de palta, en trozos

1 taza de lechuga roja, rallada

1 manzana Roja Deliciosa pequeña, sin centro

¼ cucharadita de canela molida

Preparación:

Pelar la banana y trozar. Dejar a un lado.

Lavar las frutillas y remover las hojas. Trozar y rellenar un vaso medidor. Dejar a un lado.

Pelar la palta y cortarla por la mitad. Remover el carozo y trozar. Dejar a un lado.

Lavar la lechuga bajo agua fría. Colar y trozar. Dejar a un lado.

Combinar la palta, lechuga, banana y frutillas en una juguera, y pulsar. Transferir a un vaso y añadir la canela.

Agregar hielo y servir inmediatamente.

Información nutricional por porción: Kcal: 405, Proteínas: 5.7g, Carbohidratos: 72.2g, Grasas: 23.1g

29.   Jugo de Albahaca y Pepino

Ingredientes:

1 taza de albahaca fresca, en trozos

1 taza de pepino, en rodajas

1 taza de apio, en trozos

1 lima entera, sin piel

1 manzana mediana, sin centro

Preparación:

Lavar la albahaca bajo agua fría. Colar y romper con las manos. Dejar a un lado.

Lavar el pepino y cortarlo en rodajas finas. Rellenar un vaso medidor y reservar el resto. Dejar a un lado.

Lavar y trozar el apio. Dejar a un lado.

Pelar la lima y cortarla por la mitad. Dejar a un lado.

Lavar la manzana y cortarla por la mitad. Remover el centro y trozar. Dejar a un lado.

Combinar el apio, albahaca, pepino, lima y manzana en una juguera, y pulsar. Transferir a un vaso y añadir hielo picado.

Servir inmediatamente.

Información nutricional por porción: Kcal: 109, Proteínas: 2.7g, Carbohidratos: 31.9g, Grasas: 0.7g

30.   Jugo de Naranja y Cantalupo

Ingredientes:

1 naranja grande

1 taza de cantalupo

1 taza de frutillas

1 zanahoria grande

2 onzas de agua

Preparación:

Pelar la naranja y dividir en gajos. Dejar a un lado.

Cortar el cantalupo por la mitad. Remover las semillas, cortar dos gajos y pelarlos. Trozar y dejar a un lado. Reservar el resto del cantalupo en la nevera.

Lavar las frutillas bajo agua fría. Colar y cortar por la mitad. Dejar a un lado.

Lavar la zanahoria y cortar en rodajas gruesas. Dejar a un lado.

Combinar las frutillas, naranja, cantalupo y zanahoria en una juguera, y pulsar.

Transferir a vasos y añadir el agua. Agregar hielo y servir inmediatamente.

Información nutricional por porción: Kcal: 177, Proteínas: 4.9g, Carbohidratos: 55g, Grasas: 1.2g

31.   Jugo de Manzana y Granada

Ingredientes:

1 manzana roja grande, sin centro

1 taza de semillas de granada

2 remolachas grandes, recortadas

1 pepino grande

1 nudo de jengibre pequeño, 1 pulgada

Preparación:

Lavar la manzana y remover el centro. Trozar y dejar a un lado.

Cortar la parte superior de la granada y deslizar a las membranas blancas. Remover las semillas a un tazón mediano.

Lavar las remolachas y recortar las partes verdes. Trozar y dejar a un lado.

Lavar el pepino y cortarlo en rodajas gruesas. Dejar a un lado.

Pelar el nudo de jengibre y dejar a un lado.

Procesar la remolacha, manzana, semillas de granada, pepino y nudo de jengibre en una juguera. Transferir a un vaso y añadir hielo. Agregar una cucharada de miel si lo desea.

Servir inmediatamente.

Información nutricional por porción: Kcal: 285, Proteínas: 8g, Carbohidratos: 81.6g, Grasas: 2.2g

32. Jugo de Verdes de Ensalada y Pepino

Ingredientes:

1 taza de verdes de ensalada, en trozos

1 taza de pepino, en rodajas

1 bulbo de hinojo entero, en trozos

1 limón entero, sin piel

1 onza de agua

¼ cucharadita de pimienta cayena, molida

Preparación:

Lavar los verdes de ensalada bajo agua fría. Colar y trozar. Dejar a un lado.

Lavar el pepino y cortarlo en rodajas finas. Rellenar un vaso medidor y reservar el resto. Dejar a un lado.

Recortar el bulbo de hinojo y remover las partes verdes. Lavar el bulbo y trozar. Dejar a un lado.

Pelar el limón y cortarlo por la mitad. Dejar a un lado.

Combinar el hinojo, verdes de ensalada, pepino y limón en una juguera, y pulsar. Transferir a un vaso y añadir el agua y pimienta cayena.

Refrigerar 20 minutos antes de servir.

Información nutricional por porción: Kcal: 68, Proteínas: 4.9g, Carbohidratos: 26.3g, Grasas: 0.9g

33.   Jugo de Manzana y Frutilla

Ingredientes:

1 manzana verde pequeña, sin centro

1 taza de frutillas, en trozos

1 taza de cerezas, sin carozo

2 ciruelas enteras, sin carozo y en trozos

1 cucharada de agua de coco

¼ cucharadita de jengibre, molido

Preparación:

Lavar la manzana y cortarla por la mitad. Remover el centro y trozar. Dejar a un lado.

Lavar las frutillas y remover las hojas. Trozar y rellenar un vaso medidor. Reservar el resto.

Lavar las cerezas usando un colador. Colar y cortarlas por la mitad. Remover los carozos y trozar. Dejar a un lado.

Lavar las ciruelas y cortarlas por la mitad. Remover los carozos y trozar. Dejar a un lado.

Combinar la manzana, frutillas, cerezas y ciruelas en una juguera, y pulsar. Transferir a un vaso y añadir el agua de coco y jengibre.

Agregar hielo picado y servir inmediatamente.

Información nutricional por porción: Kcal: 236, Proteínas: 4.2g, Carbohidratos: 70.3g, Grasas: 1.3g

34.   Jugo de Repollo y Palta

Ingredientes:

1 taza de repollo verde, en trozos

1 taza de palta, en cubos

1 alcachofa grande, en trozos

1 taza de espinaca fresca, en trozos

¼ cucharadita de cúrcuma, molida

Preparación:

Combinar la espinaca y repollo en un colador grande. Lavar bajo agua fría, colar y romper con las manos. Dejar a un lado.

Pelar la palta y cortarla por la mitad. Remover el centro y cortar en cubos. Rellenar un vaso medidor y reservar el resto en la nevera.

Recortar las capas externas de la alcachofa. Trozar y dejar a un lado.

Combinar la alcachofa, espinaca, repollo y palta en una juguera, y pulsar. Transferir a un vaso y añadir la cúrcuma.

Refrigerar 10 minutos antes de servir.

Información nutricional por porción: Kcal: 282, Proteínas: 15.4g, Carbohidratos: 42.6g, Grasas: 23.2g

35.   Jugo de Palta y Cantalupo

Ingredientes:

1 taza de trozos de palta

1 taza de cantalupo, en trozos

3 tazas de apio, en trozos

1 taza de albahaca fresca, en trozos

1 taza de pepino, en rodajas

2 onzas de agua

Preparación:

Pelar la palta y cortarla por la mitad. Remover el carozo y trozar. Rellenar un vaso medidor y refrigerar el resto.

Cortar el cantalupo por la mitad. Remover las semillas y pulpa. Cortar dos gajos y pelarlos. Trozar y dejar a un lado. Reservar el resto del cantalupo en la nevera.

Lavar y trozar el apio. Dejar a un lado.

Lavar la albahaca bajo agua fría. Colar y romper con las manos. Dejar a un lado.

Lavar el pepino y cortarlo en rodajas gruesas. Dejar a un lado.

Procesar la palta, cantalupo, apio, albahaca y pepino en una juguera. Transferir a un vaso y refrigerar 15 minutos antes de servir.

Información nutricional por porción: Kcal: 288, Proteínas: 7.5g, Carbohidratos: 37.1g, Grasas: 23g

36.   Jugo de Manzana y Lima

Ingredientes:

1 manzana verde grande, sin centro

1 lima grande, sin piel

1 taza de trozos de mango

1 naranja grande, sin piel

1 nudo de jengibre pequeño, 1 pulgada

2 onzas de agua

Preparación:

Lavar la manzana y remover el centro. Trozar y dejar a un lado.

Pelar la lima y cortarla por la mitad. Dejar a un lado.

Lavar el mango y trozarlo. Rellenar un vaso medidor y refrigerar el resto.

Pelar la naranja y dividirla en gajos. Dejar a un lado.

Pelar el nudo de jengibre y dejar a un lado.

Procesar el mango, naranja, manzana, lima y jengibre en una juguera. Transferir a vasos y añadir el agua.

Agregar hielo y servir inmediatamente.

Información nutricional por porción: Kcal: 268, Proteínas: 12.8g, Carbohidratos: 53g, Grasas: 1.5g

37. Jugo de Col Rizada y Lechuga

Ingredientes:

1 taza de col rizada, en trozos

1 taza de lechuga romana, en trozos

1 taza de zapallo calabaza

1 taza de verdes de ensalada, en trozos

1 pepino grande

½ cucharadita de Sal Himalaya

¼ cucharadita de Pimienta cayena, molida

2 onzas de agua

Preparación:

Combinar los verdes de ensalada, col rizada y lechuga en un colador. Lavar bajo agua fría y romper con las manos. Dejar a un lado.

Lavar el zapallo calabaza y cortarlo por la mitad. Remover las semillas, trozar y dejar a un lado. Reservar el resto.

Lavar el pepino y cortarlo en rodajas gruesas. Dejar a un lado.

Combinar el zapallo calabaza, verdes de ensalada, col rizada, lechuga y pepino en una juguera, y pulsar.

Transferir a vasos y añadir la sal, pimienta cayena y agua. Refrigerar 15 minutos antes de servir.

Información nutricional por porción: Kcal: 91, Proteínas: 7.8g, Carbohidratos: 25.2g, Grasas: 1.6g

38.   Jugo de Apio y Pomelo

Ingredientes:

1 taza de apio, en trozos

1 pomelo entero, sin piel

2 zanahorias grandes, en trozos

1 manzana Dorada Deliciosa pequeña, sin centro y en trozos

¼ cucharadita de canela molida

Preparación:

Lavar y trozar el apio. Rellenar un vaso medidor y reservar el resto en la nevera.

Pelar el pomelo y dividirlo en gajos. Cortar cada gajo por la mitad y dejar a un lado.

Lavar y pelar las zanahorias. Trozar y dejar a un lado.

Lavar la manzana y cortarla por la mitad. Remover el centro y trozar. Dejar a un lado.

Combinar las zanahorias, apio, pomelo y manzana en una juguera, y pulsar. Transferir a un vaso y añadir la canela.

Agregar hielo picado y servir inmediatamente.

Información nutricional por porción: Kcal: 203, Proteínas: 4.3g, Carbohidratos: 60.6g, Grasas: 1.1g

OTROS TITULOS DE ESTE AUTOR

70 Recetas De Comidas Efectivas Para Prevenir Y Resolver Sus Problemas De Sobrepeso: Queme Calorías Rápido Usando Dietas Apropiadas y Nutrición Inteligente

Por

Joe Correa CSN

48 Recetas De Comidas Para Eliminar El Acné: ¡El Camino Rápido y Natural Para Reparar Sus Problemas de Acné En 10 Días O Menos!

Por

Joe Correa CSN

41 Recetas De Comidas Para Prevenir el Alzheimer: ¡Reduzca El Riesgo de Contraer La Enfermedad de Alzheimer De Forma Natural!

Por

Joe Correa CSN

70 Recetas De Comidas Efectivas Para El Cáncer De Mama: Prevenga Y Combata El Cáncer De Mama Con una Nutrición Inteligente y Alimentos Poderosos

Por

Joe Correa CSN

www.ingramcontent.com/pod-product-compliance
Lightning Source LLC
Chambersburg PA
CBHW030244030426
42336CB00009B/239